DOENÇA DE ALZHEIMER

O GUIA COMPLETO

CIP-BRASIL. CATALOGAÇÃO NA PUBLICAÇÃO
SINDICATO NACIONAL DOS EDITORES DE LIVROS, RJ

P813d

Poirier, Judes

    Doença de Alzheimer : o guia completo / Judes Poirier, Serge Gauthier ; Prefácio de André Chagnon ; Posfácio de Michaëlle Jean ; [Tradução: Janaína Marcoantonio]. – São Paulo : MG Editores, 2016.

    176 p. : il.

    Tradução de: La maladie d'Alzheimer: le guide
    Inclui bibliografia
    ISBN 978-85-7255-121-2

    1. Alzheimer, Doença de – Pacientes – Cuidado e tratamento – Manuais, guias, etc. 2. Alzheimer, Doença de – Relações com a família – Manuais, guias, etc. 3. Cuidadores – Manuais, guias, etc. I. Gauthier, Serge. II. Título.

16-32892   CDD: 616.831
                                                                                   CDU: 616.892.3

Compre em lugar de fotocopiar.
Cada real que você dá por um livro recompensa seus autores
e os convida a produzir mais sobre o tema;
incentiva seus editores a encomendar, traduzir e publicar
outras obras sobre o assunto;
e paga aos livreiros por estocar e levar até você livros
para a sua informação e o seu entretenimento.
Cada real que você dá pela fotocópia não autorizada de um livro
financia o crime
e ajuda a matar a produção intelectual de seu país.

Dr. Judes Poirier
Dr. Serge Gauthier

DOENÇA DE ALZHEIMER
O GUIA COMPLETO

Prefácio de André Chagnon

Posfácio de Michaëlle Jean

DOENÇA DE ALZHEIMER
O guia completo

Do original em língua francesa
La maladie D'Alzheimer – Le guide

Copyright © 2011 by Les Éditions du Trécarré
Publicado mediante acordo com Groupe Librex Inc., Éditions du Trécarré,
Montreal, Quebec, Canadá
Direitos desta tradução intermediados por Paul Christoph Agência Literária
e adquiridos por Summus Editorial

Editora executiva: **Soraia Bini Cury**
Assistente editorial: **Michelle Neris**
Tradução: **Janaína Marcoantonio**
Revisão técnica: **Dr. João Carlos Papaterra Limongi**
Projeto gráfico de capa e miolo: **Les Éditions du Trécarré**
Diagramação: **Santana**
Impressão: **Intergraf**

Este livro não pretende substituir qualquer tratamento médico.
Quando houver necessidade, procure a orientação de um profissional especializado.

MG Editores

Departamento editorial
Rua Itapicuru, 613 – 7º andar
05006-000 – São Paulo – SP
Fone: (11) 3872-3322
Fax: (11) 3872-7476
http://www.mgeditores.com.br
e-mail: mg@mgeditores.com.br

Atendimento ao consumidor
Summus Editorial
Fone: (11) 3865-9890

Vendas por atacado
Fone: (11) 3873-8638
Fax: (11) 3872-7476
e-mail: vendas@summus.com.br

Impresso no Brasil

Este livro é dedicado a Francine, Louise, Thérèse, Éric, Judith, Catherine e Alexandre, por terem nos ajudado a enfrentar os altos e baixos da vida.

Sumário

PREFÁCIO 10

INTRODUÇÃO – **A doença de Alzheimer na era dos filhos do *baby boom*** 13

CAPÍTULO 1 – **Professor Alois Alzheimer: um cientista com coração** 17
    O caso de Auguste Deter 21

CAPÍTULO 2 – **Uma doença de proporções epidêmicas** 29

CAPÍTULO 3 – **O diagnóstico da doença de Alzheimer** 39
    Os primeiros sintomas 39
    Exames indicados em caso de suspeita de doença de Alzheimer 41
    O que o médico diz a um paciente diagnosticado 43
    É necessário consultar um especialista? 46

CAPÍTULO 4 – **A progressão natural da doença de Alzheimer** 55
    Os estágios da doença de Alzheimer 55
    O impacto imediato da doença de Alzheimer à medida que progride 59

CAPÍTULO 5 – **Os tratamentos atuais da doença de Alzheimer** 65

Estágio 1: ausência de sintomas e de deterioração cognitiva mensurável 65

Estágio 2: sintomas leves, sem deterioração cognitiva mensurável 67

Estágio 3: sintomas leves, com deterioração cognitiva mensurável, mas sem
declínio funcional, ou com dificuldades cognitivas leves 69

Estágio 4: demência leve 69

Estágios 5 e 6: demência moderada a grave 73

Estágio 7: demência muito grave a estágio terminal 75

CAPÍTULO 6 – **Cem anos de pesquisa sobre as possíveis
causas da doença de Alzheimer** 79

Fatores ambientais 80

Fatores genéticos 85

Genética e a forma comum de doença de Alzheimer 86

Considerações éticas e genética 97

CAPÍTULO 7 – **Fatores de risco e de proteção na vida cotidiana** 101

Escolaridade e doença de Alzheimer 103

E quanto ao vinho tinto? 108

Estilos de vida e estratégias pessoais 110

Atividade física 110

Atividade intelectual 112

Uma dieta saudável e nutritiva 112

Uma combinação de intervenções 113

Como as pessoas podem participar de pesquisas médicas? 114

CAPÍTULO 8 – **O que está por vir: pesquisas médicas nos próximos anos** 117

Amiloides: ensaios de imunização passiva 120

Dimebon: agente sintomático ou estabilizador da doença? 121

Medicamentos sintomáticos novos e mais potentes? 122

Aumento do tempo de vida dos neurônios: fatores de crescimento
e células-tronco 124

Antioxidantes: vale a pena continuar pesquisando? 129

E quanto ao estrogênio para mulheres que já passaram pela menopausa? 130

Se a diabetes é um fator de risco, por que não usar insulina? 130

Por que não estimular o gene preguiçoso APOE? 133

E onde entra a prevenção em tudo isso? 135

CAPÍTULO 9 – **As principais decisões a ser tomadas no decurso da doença de Alzheimer** 145

A primeira consulta médica 145

Quando o diagnóstico é confirmado, a pessoa deve ser informada? 148

Procuração para cuidados de saúde em caso de incapacidade e procuração de plenos poderes 149

A pessoa deve tomar medicamentos para tratar a doença de Alzheimer? 150

A pessoa ainda pode dirigir? 151

A pessoa pode morar sozinha em segurança? 152

A pessoa pode sair de casa sozinha? 152

Que fazer se a pessoa ficar irritada? 154

Quando é a hora de a pessoa ir para um asilo? 155

A pessoa pode parar de tomar medicamentos? 155

Um caso de pneumonia deve ser tratado? 156

Quando adotar medidas para proteger a saúde do cuidador? 156

CONCLUSÃO – **Cem anos de progresso e esperança** 161

POSFÁCIO 165

PARA SABER MAIS 168

Referências na internet 171

OS AUTORES 172

Prefácio

Se há um assunto que não sai da minha cabeça há anos é a doença de Alzheimer, pois minha esposa, Lucie, sofre desse mal. Como muitas famílias, estamos lidando com a situação e aprendendo a lamentar a perda de uma série de prazeres que só a morte deveria ter levado embora. A comunicação, a proximidade e os sonhos compartilhados já não são possíveis. É claro que Lucie não é a única pessoa com essa doença. Há 40 milhões de vítimas no mundo, e estima-se que venham a ser 80 milhões daqui a uma geração.

A doença de Alzheimer começa a assumir proporções epidêmicas e vem afetando um número cada vez maior de pessoas, tendo em vista que nossa população está cada vez mais idosa. Para-

fraseando Jean de La Fontaine, o famoso escritor de fábulas, pode-se afirmar que, ainda que nem todos venhamos a ser vítimas da doença, seremos todos afetados por ela. Sem dúvida, veremos membros de nossa família ou do círculo de amigos recebendo o diagnóstico e necessitando de cuidados.

Diariamente, os cuidadores precisam de incentivo, apoio e conselhos para desempenhar sua função e tomar decisões acertadas. Quanto à próxima geração, precisa saber se as pesquisas estão progredindo e se pode ter esperanças de um futuro menos preocupante do que o de seus pais e avós. Este livro responde a ambas as perguntas em termos claros e facilmente compreensíveis. Oferece conselhos a cuidadores e derruba mitos com explicações médicas e dados precisos para ajudar os leitores mais jovens a compreender o assunto.

Renomados por seu conhecimento nessa área, Judes Poirier e Serge Gauthier fazem uma excelente análise das pesquisas passadas e atuais e propõem, inclusive, uma breve incursão no futuro. Eles abordam os aspectos que nos interessam de maneira direta e rigorosa. Genética, fatores de risco, diagnóstico, progressão da doença, tratamentos, prevenção – está tudo aqui. Temos muita sorte de tantos clínicos e pesquisadores estarem dedicando tamanha energia para avançar com os estudos nessa área. Nesse sentido, as informações fornecidas pelos autores oferecem uma espécie de apoio reconfortante.

Se me fosse concedido um desejo, eu pediria que o livro *Doença de Alzheimer – O guia completo* chegasse à casa das pessoas antes mesmo de surgirem os sintomas. Há uma razão simples para isso: é muito mais fácil lidar com o assunto quando ninguém na família tem a doença. A pessoa que lê este livro só depois de suspeitar que o cônjuge esteja manifestando sinais da doença corre o risco de enfrentar deste uma reação furiosa, caso ele descubra o que ela vinha lendo. Todas as situações de conflito desnecessário envolvendo um indivíduo com doença de Alzheimer devem ser evitadas, em nome de uma abordagem compreensiva, respeitosa e amorosa. Precisamos entender que a grande maioria das pessoas na fase inicial da doença tende a negar que apresenta os sintomas e a se recusar até mesmo a discuti-los.

Ninguém pode afirmar que medidas preventivas sejam eficazes em todos os casos, mas certamente não fazem mal. Uma dieta saudável e atividade física e intelectual, entre outras, sempre serão garantia de uma melhor qualidade de vida, devendo ser encorajadas. Embora a missão da Fundação Lucie e André Chagnon não seja prevenir a doença de Alzheimer, a prevenção está no cerne de suas ações. Em todos os campos, acredito que a prevenção deva ser a prioridade; isso faz ainda mais sentido no caso das pesquisas sobre a doença, pois os custos humanos e financeiros para nossa sociedade aumentarão drasticamente nos próximos anos.

Os tratamentos progrediram bastante desde que a doença foi identificada, há cem anos, e os médicos encontraram formas mais sofisticadas de atender seus pacientes. Tenho a oportunidade de ver isso o tempo todo com o dr. Gauthier, que cuida da minha esposa desde 2004. Por meio de sua abordagem humana, ele conseguiu, ao longo dos anos, criar um forte vínculo com Lucie e com nossa família, pelo qual sou profundamente grato.

André Chagnon
Presidente e diretor
executivo da Fundação Lucie e
André Chagnon

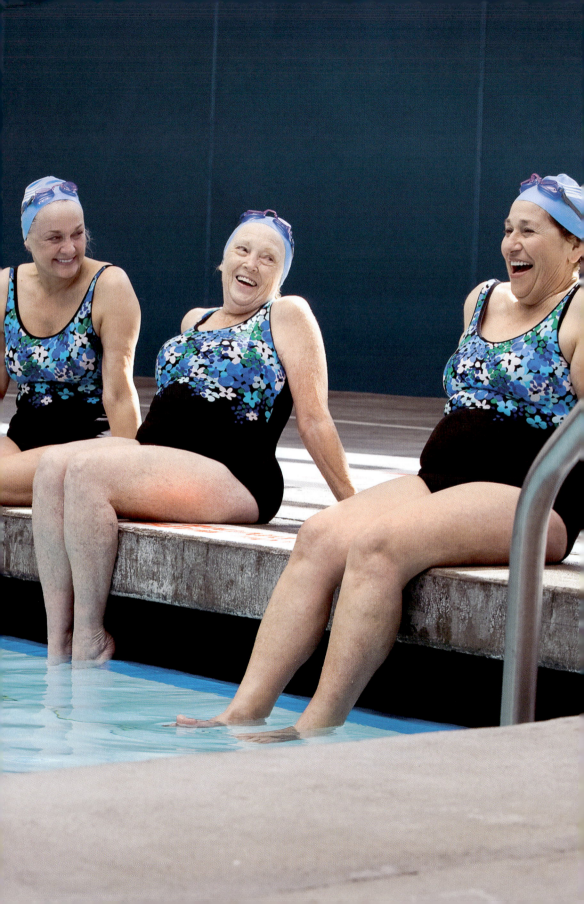

INTRODUÇÃO

A doença de Alzheimer na era dos filhos do *baby boom*

Durante muitos anos, a medicina tendeu a associar a perda gradativa de memória ao processo normal de envelhecimento. Daí a estatística surpreendente de que um percentual significativo (mais de 50%) dos portadores de doença de Alzheimer incipiente não recebe o diagnóstico, ou o recebe mas não é tratado. É importante compreender que durante muito tempo a grande família de demências, à qual pertence a doença de Alzheimer, foi de pouco ou nenhum interesse para os médicos, já que seus principais sintomas eram considerados consequências naturais do envelhecimento.

Nem todos a consideravam uma doença no verdadeiro sentido da palavra, com progressão clínica previsível e sintomas mensuráveis; em vez disso, era vista como consequência do avanço da idade. Por vezes, os sintomas iniciais do Alzheimer têm um impacto muito pequeno nas atividades cotidianas do indivíduo. Portanto, é raro ver portadores da doença no estágio inicial irem ao médico por conta própria para discutir seus sintomas. Geralmente, alguém próximo da pessoa (o cônjuge, um parente) a convence de que ela precisa se submeter a uma avaliação médica. Na mente do indivíduo afetado, está tudo bem, não havendo necessidade de consultar um médico.

A Figura 1 ilustra a progressão relativa dos principais sintomas de uma pessoa com doença de Alzheimer durante seus oito a 12 anos de duração. Como se pode observar, a primeira fase, em que o dano cerebral ocorre lentamente ao longo de uma ou duas décadas, é silenciosa, sem sintomas visíveis. Quando os primeiros sintomas aparecem, como o declínio da memória de curto prazo ou a necessidade de procurar palavras, a doença é diagnosticada. Não é incomum, nesse estágio, que o paciente ou a família postergue a consulta a um médico, acreditando que a perda de memória seja completamente normal em pessoas de certa idade.

Observou-se que distúrbios de memória são os sintomas predominantes no início da doença e pioram ao longo do tempo. Assim, ocorre perda gradativa da independência funcional – a capacidade de administrar as próprias finanças, dirigir, cozinhar e, finalmente, cuidar de si mesmo e atender a suas necessidades básicas. Mais tarde, com frequência aparecem problemas comportamentais, que variam de um indivíduo para outro e também segundo o gênero. Entre estes podemos citar explosões de raiva sem motivo, agressividade ou, ao contrário, apatia e falta de interesse. Nos estágios finais, surgem problemas motores em grande parte das pessoas afetadas, privando-as de sua independência física.

Como se pode ver, a doença de Alzheimer é muito mais do que uma enfermidade que afeta a memória. Desenvolve-se lentamente nas pessoas acima de 65 anos e atinge várias regiões do cérebro, onde estão situados a memória, o aprendizado, o discernimento, as emoções e até mesmo o movimento. E o fato é que os primeiros filhos do *baby boom*, os adultos em idade avançada que nasce-

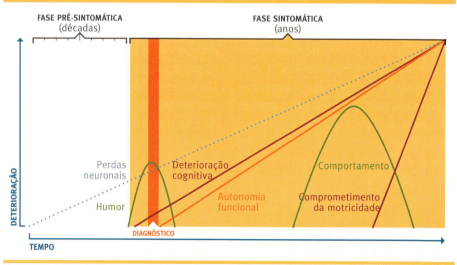

FIGURA 1

ram após a Segunda Guerra Mundial, acabaram de completar 65 anos – idade em que a prevalência da doença de Alzheimer começa a crescer quase de forma exponencial. Este livro oferece uma análise detalhada do estado atual do distúrbio, de sua progressão ao longo do tempo e dos esforços que vêm sendo feitos por várias equipes médicas para desacelerar seu avanço ou efetivamente controlar alguns de seus sintomas mais problemáticos. Acima de tudo, a obra tenta desmistificar a doença como um todo e responder às perguntas mais comuns feitas por pacientes ou por seus familiares. Apresenta uma revisão sistemática de mais de cem anos de pesquisa médica, incluindo resultados promissores e outros nem tanto. Oferece uma visão regional e global da doença de Alzheimer hoje e das escolhas que nossa sociedade terá de fazer no futuro relativamente próximo.

Aqui o leitor encontrará uma visão geral das últimas novidades médicas e científicas sobre os avanços recentes em pesquisa, as causas e os tratamentos da doença de Alzheimer, formas de prevenção que vêm sendo desenvolvidas e hábitos e estilos de vida, validados cientificamente, que podem desacelerar ou impedir a progressão sintomática da doença. Entre os muitos fatores discutidos estão a dieta e a atividade física, duas escolhas pessoais que não requerem receita nem consulta médica.

Dados demográficos coletados por várias associações de Alzheimer em todo o mundo pintam um quadro um tanto funesto das próximas três décadas: cada vez mais pessoas afetadas, despesas astronômicas com assistência à saúde, tratamentos que parecem ter efeitos limitados e pouco compromisso com investimentos em pesquisa. Dito isso, sentimos ser importantíssimo explicar a situação mais detalhadamente aos leitores, derrubar certos mitos que persistem ainda hoje e descrever, de forma mais humana, os vários estágios da doença e as escolhas que a família deve fazer em cada um deles. Em suma, sentimos que devíamos mostrar as coisas como são, sem ser alarmistas nem cair em debates rasos. Entendemos a doença muito melhor do que há cinco anos. Passamos da fase em que diagnosticar a doença era difícil para a etapa de desenvolver estratégias de prevenção sofisticadas. É essa nova compreensão das causas e dos tratamentos que queremos compartilhar com os leitores de maneira menos técnica e mais acessível.

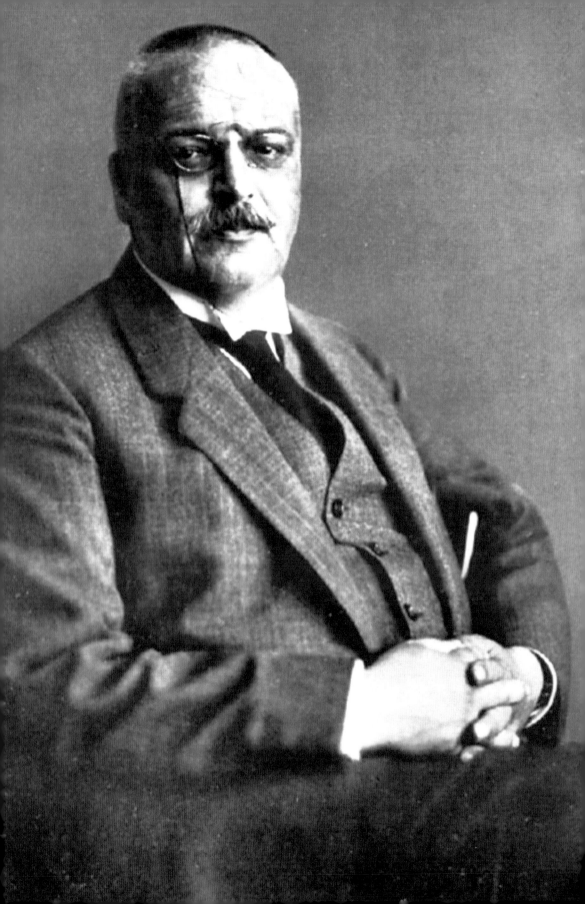

CAPÍTULO 1

Professor Alois Alzheimer: um cientista com coração

Nascido em 14 de junho de 1864, na pequena cidade bávara de Marktbreit, na Alemanha, Aloysius ou Alois Alzheimer foi o segundo filho do notário real Eduard Alzheimer. Seu nascimento ocorreu sem percalços. Ele foi batizado duas semanas depois, de acordo com o ritual católico da época, na casa do pai. Restaurada em 1995 pela empresa farmacêutica Eli Lilly, a casa se tornou, desde então, um museu e um renomado centro de convenções internacional.

O pequeno Alois teve uma infância tranquila. Ele frequentou a escola das redondezas até 1874, ano em que seu pai decidiu enviá-lo para morar com o tio em Aschaffenburg, onde continuaria os estudos na escola da cidade. Depois de Alois, nasceram outros cinco filhos na família; precisando de mais espaço, foram todos morar com o irmão mais velho de seu pai em Aschaffenburg.

Em 1883, ele concluiu o ensino médio. Seus professores escreveram em sua avaliação final: "Este candidato demonstrou conhecimento excepcional em ciências naturais, assunto pelo qual mostrou particular preferência durante seus anos de estudo". Ele perdeu a mãe logo depois de concluir o ensino médio. Anos depois, seu pai se casou novamente e teve mais um filho.

O interesse por outros seres humanos era uma tradição na família Alzheimer e levou vários de seus membros a se dedicar à docência ou ao sacerdócio. Quanto a Alois, ele viu na profissão médica a oportunidade de combinar seu

↖ Professor Alois Alzheimer, c. 1910

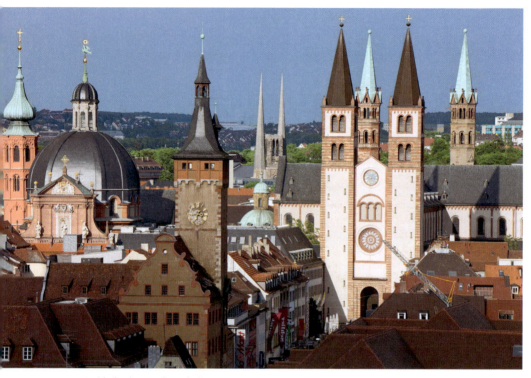
↖ A cidade de Würzburg hoje

interesse pessoal por ciências naturais e relações humanas, paixão que o norteou até sua morte, aos 51 anos. Embora seu irmão mais velho tivesse sugerido que ele o acompanhasse à Universidade de Würzburg, Alois decidiu realizar seus estudos universitários em Berlim.

Ele ingressou oficialmente na Faculdade de Medicina da Universidade Real de Friedrich Wilhelm no outono de 1883. Os cursos de anatomia do professor Waldeyer o fascinaram. O renomado patologista havia publicado um artigo científico pioneiro sobre o desenvolvimento do câncer, um texto que desafiava os dogmas estabelecidos da época. Curiosamente, essa obra ainda é a base de várias linhas de pesquisa diferentes dedicadas a examinar como os cânceres se espalham no corpo humano. Alois continuou seus estudos no ano seguinte na cidade de Würzburg, onde se sentia mais perto de casa. Lá ele descobriu a esgrima, esporte que praticou com grande entusiasmo até o dia em que sofreu um grave ferimento no rosto, que lhe deixou uma cicatriz profunda.

Essa era, visivelmente, a razão pela qual Alzheimer quase sempre se recusava a ser fotografado do lado direito. No inverno de 1886, ele deixou a Universidade de Würzburg para fazer um curso mais avançado na Universidade de Tübingen. Sendo um homem jovem, sua altura considerável (1,80 metro) lhe dava uma aparência física imponente e lhe conferia certo grau de respeito por parte dos outros alunos. Cerca de 20 anos depois, Alzheimer regressaria a essa mesma universidade para dar uma palestra histórica e intrigante sobre "uma nova doença do córtex cerebral" em um congresso médico alemão.

Finalmente, em maio de 1888, Alzheimer passou nos exames do Conselho de Medicina de Würzburg com distinção e louvor. Naquele mesmo ano, Sigmund Freud apresentou os rudimentos do que mais tarde se tornaria a psicanálise, um novo ramo da medicina que defendia o conceito inovador de cura por meio de palavras. Enquanto isso, Alzheimer introduziu o uso do microscópio na psiquiatria, mas com frequência insistia em ter conversas particulares com seus pacientes. Foi nessa época que ele começou a investigar seriamente as raízes biológicas das então chamadas doenças "mentais".

No período em que Alzheimer começava sua carreira como psiquiatra, duas filosofias completamente diferentes divergiam uma da outra para explicar a origem das doenças mentais. Os membros do primeiro grupo, conhecidos como "psiquistas", estavam convencidos de que essas doenças tinham origem puramente psicológica, podendo, portanto, ser tratadas pela mera manipulação de pensamentos.

Os "somatistas", por outro lado, acreditavam que os transtornos que acometiam os doentes mentais tinham origem orgânica ou biológica. Essas duas visões diametralmente opostas muitas vezes entravam em conflito nas reuniões médicas ou científicas. Assim, médicos como Alzheimer, que estavam interessados nas mudanças biológicas e patológicas de seus pacientes, em geral eram desprestigiados por "psiquistas" como Freud.

COMPARAÇÃO DE TEORIAS COMPORTAMENTAIS NO INÍCIO DO SÉCULO XX

De origem psíquica (psicológica)	De origem somática (biológica)
Tem dificuldade de se concentrar	O coração bate mais depressa
Preocupa-se muito	As mãos tremem
Tem alucinações terríveis	Tem diarreia
É ansioso(a)	Sente um nó no estômago
Tem pensamentos avassaladores	Caminha de um lado para o outro
É apavorado(a)	Sente-se inquieto(a)

FIGURA 2

Professor Sigmund Freud, 1922 ↗

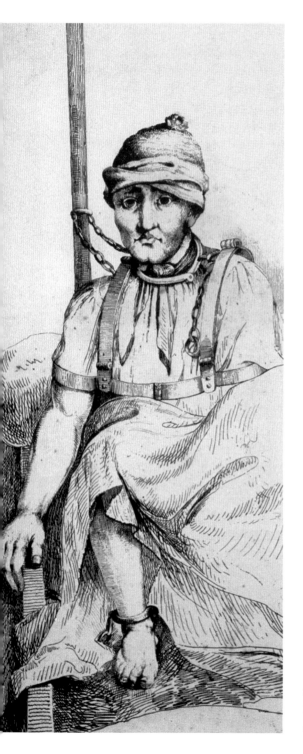

Foi nesse contexto muito particular que o jovem médico Alois Alzheimer, então com 24 anos, deixou Würzburg para se unir à equipe médica do Hospital Psiquiátrico de Frankfurt (Verhey, 2009). Chamado de "castelo dos loucos" pela população local, esse hospital era um dos maiores complexos desse tipo na Alemanha. Construído em estilo gótico, e sem os tradicionais muros altos das instituições psiquiátricas da época, ficava fora da cidade de Frankfurt. Um ano depois, um jovem médico chamado Franz Nissl entrou para a equipe de Alzheimer. O enorme complexo, que em geral só aceitava os casos mais graves de doença mental, carecia desesperadamente de profissionais. Hoje, Nissl é reconhecido como um dos pioneiros em microscopia cerebral e um dos defensores mais entusiastas da teoria de que as doenças mentais têm origem biológica. Os dois jovens médicos, sob a autoridade bondosa do dr. Emil Sioli, transformaram por completo o modo como os pacientes eram cuidados, colocando em prática o então chamado método "não coercivo" (Engstrom, 2007). Os métodos coercivos então em uso foram eliminados aos poucos e substituídos por uma liberdade de movimento mais ampla e responsável.

Nos anos seguintes, Alzheimer primeiro se interessou por psicoses de origem biológica, que muitas vezes resultavam na degeneração ativa de vasos sanguíneos ou cerebrais. Mais tarde, quando apresentou sua pesquisa cientí-

↖ Paciente encarcerado no Hospital Psiquiátrico Real de Bethlem, conhecido como Bedlam, em Londres, c. 1800

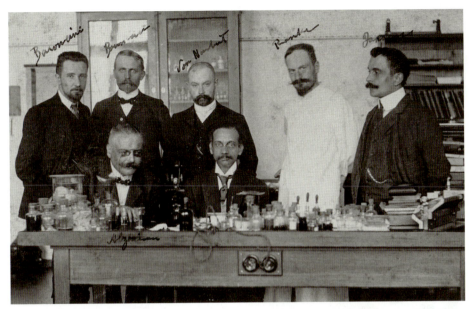

↗ Grupo de psiquiatras, incluindo o professor Alzheimer, sentado à esquerda, no hospital da Universidade de Munique, c. 1905

fica em Munique, passou a estudar psicoses "endógenas" – tais como esquizofrenia, depressão maníaca e o grupo das chamadas demências "precoces". Graças a seu amigo e colega Nissl, que lhe ensinou técnicas de histopatologia cerebral (estudo dos tecidos doentes), Alzheimer logo estabeleceu uma relação entre os sintomas de pacientes que ele visitava diariamente e as análises microscópicas do cérebro de pacientes que haviam morrido dessas mesmas doenças.

O CASO DE AUGUSTE DETER

Apesar de ter se mudado de Frankfurt para Munique em 1903, Alzheimer não havia esquecido a estranha paciente que conhecera em novembro de 1901 (Verhey, 2009). Na época, ele era o responsável pelo Hospital Psiquiátrico de Frankfurt. Seu assistente, o dr. Nitsch, examinara uma paciente de 51 anos quando ela chegou ao hospital e decidira conversar sobre esse caso específico com seu supervisor, suspeitando de uma anomalia muito estranha. Alzheimer concordara em ver a paciente, um encontro que mudaria por completo o rumo de sua carreira.

Já em suas primeiras conversas, Alzheimer ficou profundamente fascinado pela paciente, cujo humor estava sempre oscilando entre melancolia e contentamento. Ela se lembrava do próprio nome, mas não recordava em que ano nascera. Tinha plena consciência de ter uma filha que morava perto e se casara anos antes em Berlim.

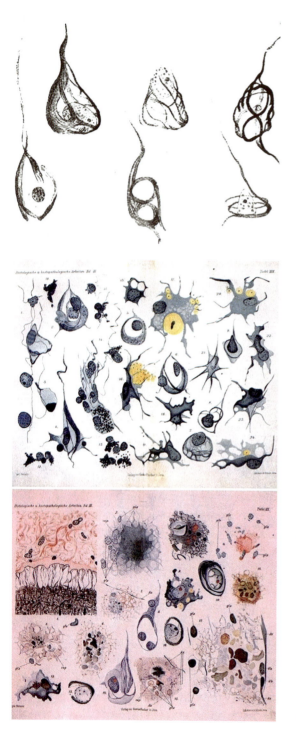

No entanto, quando Alzheimer lhe perguntou o nome de seu marido, Auguste não conseguiu se lembrar. Também não sabia em que hospital estava nem há quanto tempo. Com base nessa observação surpreendente, as investigações de Alzheimer começaram; ele já tinha visto alguns pacientes com características similares, mas nenhum que apresentasse tantas incoerências ao mesmo tempo (Maurer *et al.*, 1997). O exame geral indicou que a paciente tinha boa saúde. O exame neurológico pareceu normal, com a exceção de algumas pequenas anormalidades. Períodos de lucidez logo davam lugar a um comportamento incoerente e, às vezes, até mesmo agressivo. Com frequência, a paciente parecia ansiosa e às vezes muito desconfiada.

O caso de Auguste Deter fascinou o dr. Alzheimer. Ele se lembrou de ter observado, alguns anos antes, casos de demência que, na época, considerou senilidade, já que os pacientes eram muito mais velhos que Auguste D, que tinha pouco mais de 50 anos. Em 1885, o exame de um desses pacientes revelara uma perda significativa de células neuronais no cérebro e nas glândulas linfáticas, mesmo quando não havia absolutamente nenhuma obstrução dos vasos sanguíneos cerebrais. As anotações do médico mostram que ele suspeitou de que um defeito hereditário do sistema nervoso fosse a causa da diminuição das células cerebrais.

O marido de Auguste Deter havia dito aos médicos que ela sempre go-

↖ (Acima e no centro) Novelos neurofibrilares do cérebro de Auguste Deter desenhados pelo professor Alzheimer. (Abaixo) Placas do cérebro de Auguste Deter

CAPÍTULO 1 – PROFESSOR ALOIS ALZHEIMER: UM CIENTISTA COM CORAÇÃO

zara de boa saúde e nunca tivera nenhuma doença infecciosa grave. Ela não bebia e, segundo ele, trabalhava duro. O homem enfatizara que até 1901 sua esposa nunca havia apresentado sintomas. Então, de repente, naquele outono, ela começou a ter lapsos de memória e com frequência mentia para ocultar algumas de suas "desatenções" (Maurer *et al.*, 1997). Semanas depois, Auguste começou a ter dificuldade de preparar refeições e às vezes andava sem rumo pelo apartamento. Pouco tempo antes de ser hospitalizada, ela começara a esconder objetos de todo tipo, criando em sua casa um estado de caos que não fazia sentido nenhum para o marido.

O principal tratamento prescrito por Alzheimer na época consistia em tomar banhos mornos. Ele obteve bons resultados ao recomendar descanso na parte da tarde e uma refeição leve à noite. Chá e café foram proibidos. Remédios para dormir só eram administrados quando absolutamente necessário. Porém, um ano depois de ser hospitalizada, Auguste Deter mostrava-se sempre agitada e muito ansiosa. À noite, costumava sair da cama e perturbar os outros pacientes. A comunicação com ela se tornou extremamente difícil e pouco produtiva. Na anotação final no prontuário escrito pelo próprio Alzheimer, o médico observou que a paciente ficara violenta quando ele tentara auscultar seu peito. Ela chorava sem motivo e havia praticamente parado de comer.

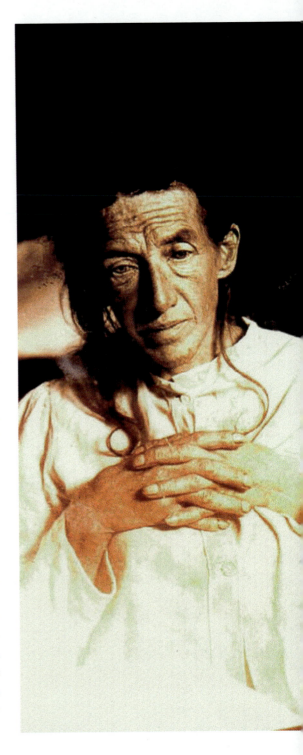

Auguste Deter, a primeira paciente a receber o diagnóstico ↗

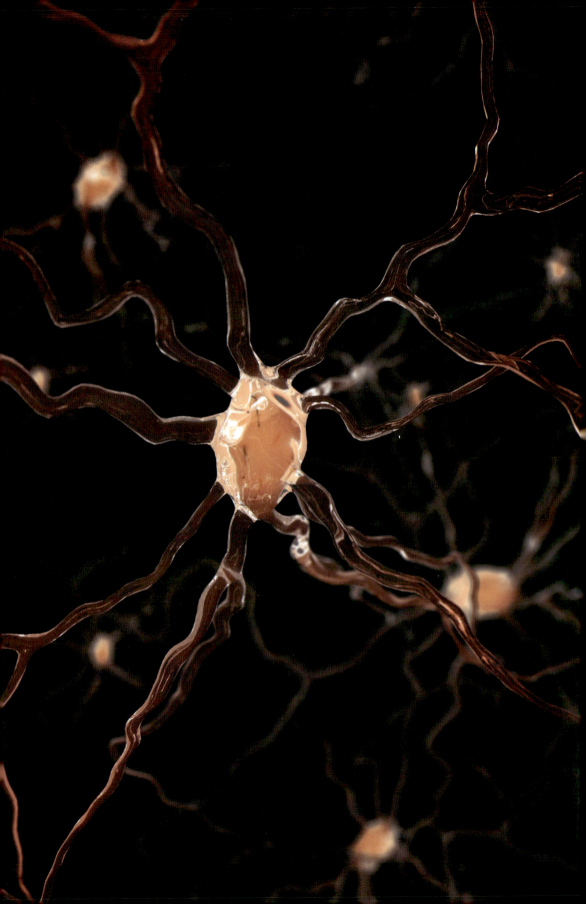

Os estágios da doença tal como são descritos aqui pelo dr. Alzheimer são bem típicos da progressão normal de indivíduos com a doença que hoje leva seu nome. Naquela época, lidar com os sintomas da paciente era difícil, sendo os métodos, em certos aspectos, primitivos. Felizmente, a situação mudou muitíssimo desde então. A variedade de tratamentos hoje disponíveis para os que padecem desse mal torna possível controlar melhor os sintomas, bem como os problemas comportamentais que surgem no decurso da doença. Discutiremos esse assunto em detalhe em capítulos posteriores deste livro.

Em abril de 1906, em Frankfurt, Alzheimer soube que Auguste Deter acabara de morrer. Ele imediatamente pediu que seu ex-mentor, o dr. Emil Sioli, lhe enviasse o prontuário médico da paciente e, se possível... seu cérebro.

O diretor concordou. Revendo o prontuário da paciente, Alzheimer descobriu que ela morrera de um caso grave de pneumonia. Sua doença (a que estava sendo examinada) havia durado quase cinco anos. O professor Alzheimer então se pôs a trabalhar e preparou o cérebro de Auguste para uma análise microscópica completa de suas várias regiões.

Ele encontrou uma grande atrofia dos lobos cerebrais, perda acentuada de células neuronais em várias sub-regiões do cérebro e a presença de uma estranha patologia fibrilar no interior das células neuronais. Também apontou a existência de células gliais fibrosas (ou alimentadoras) enormes e muitos depósitos biológicos que lembram placas esféricas (popularmente conhecidas como placas senis) em todo o cérebro da paciente, bem como nos vasos sanguíneos cerebrais (Goedert e Ghetti, 2007). Todas essas alterações remeteram Alzheimer e seus colegas às características patológicas de outra doença, *Dementia senilis* (ou demência senil), normalmente observada em pessoas muito idosas.

Assim, firmemente apoiado em observações clínicas e patológicas rigorosas, Alzheimer chegou ao 37º Congresso de Psiquiatria do Sudoeste da Alemanha em 3 de novembro de 1906 para apresentar o caso de Auguste Deter à comunidade científica alemã. Quando sua palestra terminou, o presidente abriu a sessão para perguntas. Para surpresa de Alzheimer, ninguém lhe fez um questionamento sequer sobre sua palestra ou sua paciente. Ele saiu do congresso de Tübingen decepcionado.

Um ano depois, no entanto, a situação era bem diferente. Três pacientes sofrendo da mesma doença haviam chegado ao hospital naquele ano. As análises clínicas e biológicas dos três novos casos confirmaram a exatidão do trabalho anterior de Alzheimer sobre a doença de Auguste Deter (Maurer *et al.*, 1997). Havia, de fato, uma doença neurodegenerativa progressiva que danificava tecidos cerebrais e originava os marcadores patológicos antes descritos, seguidos dos sintomas tão típicos da doença. Mas foi só em 1909 que os detalhes clínicos e patológicos dos quatro pacientes foram publicados formalmente em um periódico médico alemão; em 1910, foram chamados de "doença de Alzheimer" pela primeira vez.

O renome científico de Alzheimer se espalhou para além das fronteiras da Alemanha e seu trabalho lhe conferiu fama internacional. Como o conceito "doença de Alzheimer" foi definido durante sua vida, ele pôde desfrutar do reconhecimento de seus colegas, apesar da falta de interesse inicial mostrada pelos médicos que assistiram à sua palestra em 1906. Alois Alzheimer morreu em Breslau em 19 de dezembro de 1915, aos 51 anos, após uma longa doença renal.

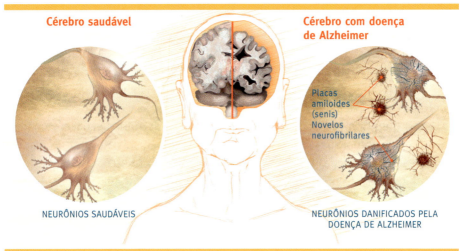

FIGURA 3

Em resumo

Professor Alois Alzheimer: um cientista com coração

Psiquiatra alemão nascido em Marktbreit em 1864, Alois Alzheimer observou, em 1901, os sintomas de uma nova doença em uma paciente chamada Auguste Deter, que morreu em 1906. Essa doença, que viria a receber seu nome, foi descrita pela primeira vez na literatura científica em 1910. Entre suas características estão graves distúrbios de memória, deterioração progressiva na capacidade de discernimento e problemas comportamentais.

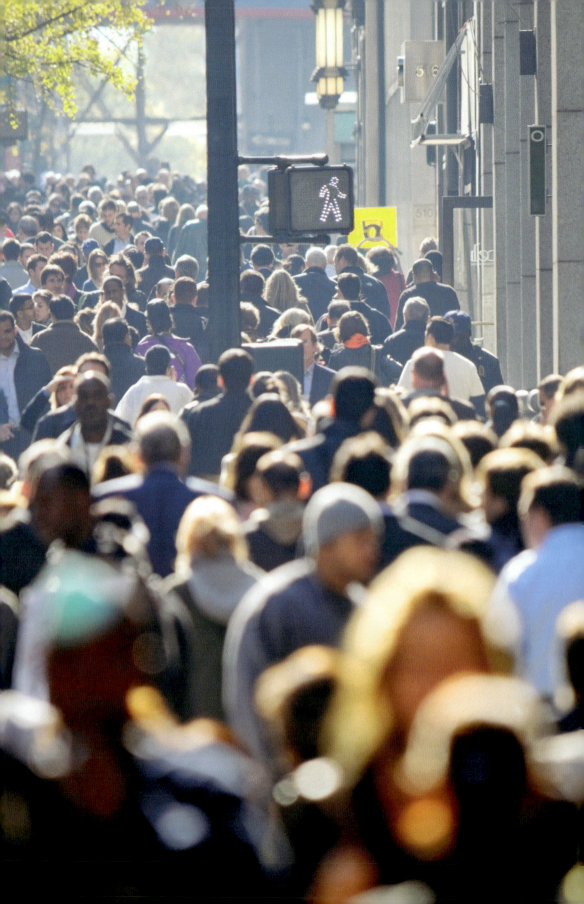

CAPÍTULO 2

Uma doença de proporções epidêmicas

Nos últimos dez anos aproximadamente, ficou claro que o número de pacientes com doença de Alzheimer está aumentando de maneira bastante perceptível. Para compreender a situação, precisamos considerar a expectativa de vida humana nos últimos 2 mil anos.

Na Figura 4, temos uma curva que retrata mudanças na expectativa de vida dos seres humanos desde o começo da era cristã, há cerca de 2 mil anos. Como podemos ver, na época de Pôncio Pilatos e Jesus, a expectativa de vida média mal chegava aos 30 anos (Wilmoth, 2000) – o que, paradoxalmente, faz de Jesus um ancião um tanto ativo da época. Levou mais de 1800 anos para que houvesse um pequeno aumento na expectativa de vida

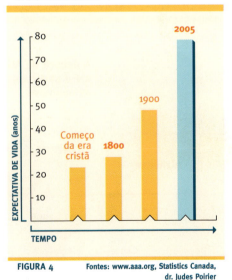

FIGURA 4 — Fontes: www.aaa.org, Statistics Canada, dr. Judes Poirier

na Europa. Por outro lado, entre 1800 e 2000, a expectativa de vida aumentou de modo significativo, quase dobrando em menos de dois séculos (Wilmoth, 2000, Fig. 1).

Essa explosão no número de idosos pode ser atribuída principalmente à descoberta de vacinas e antibióticos e a uma melhora geral na higiene e na alimentação, sobretudo no último século.

Uma vez que a idade (ou o envelhecimento, para ser mais exato) é hoje considerada o principal fator de risco para a doença de Alzheimer (Gauthier, 2007), nem é preciso dizer que uma consequência direta do aumento na expectativa de vida foi a revelação de quanto essa doença terrível é prevalente, sobretudo na sociedade ocidental. Ao mesmo tempo, os cientistas observaram que a proporção de mulheres com propensão a desenvolver a doença aumentou de maneira significativa durante a segunda metade do século XX. Hoje, cerca de dois terços dos pacientes com doença de Alzheimer são mulheres. Mais adiante, examinaremos as explicações para essa situação um tanto assombrosa.

A Figura 5 ilustra a divisão por gênero entre as pessoas com as doenças crônicas mais comuns nos países ocidentais. A figura mostra que mais homens do que mulheres (aproximadamente dois terços dos pacientes) sofrem de doença cardiovascular, câncer e diabetes, ao passo que mais mulheres (aproximadamente dois terços dos pacientes) são afetadas por demências como a doença de Alzheimer.

AS DOENÇAS CRÔNICAS MAIS COMUNS POR GÊNERO

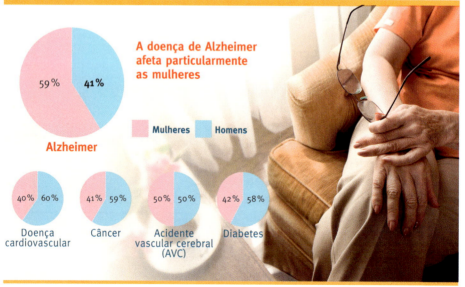

FIGURA 5

CAPÍTULO 2 – UMA DOENÇA DE PROPORÇÕES EPIDÊMICAS

De acordo com os dados mais recentes da Organização Mundial da Saúde (OMS), um novo caso de Alzheimer ocorre a cada sete segundos em todo o mundo. Na América do Norte, estima-se que haja mais de 5,8 milhões de pacientes com doença de Alzheimer (Alzheimer Disease International, 2010). Na Europa, o número de idosos com a enfermidade excede os 6 milhões de casos – Alemanha, Itália e França estão no topo da lista, havendo mais de 900 mil casos neste último país. Pesquisas recentes na Ásia revelam que há mais de 6 milhões de casos somente na China. A Figura 6 mostra as análises estatísticas mais recentes com respeito ao Ocidente. Já a Figura 7 traz projeções mais cautelosas, baseadas em dados da América do Norte, quanto ao número de casos estimado para 2050.

Resultados similares foram obtidos nos 25 países mais populosos da Europa (www.alzheimer-europe.org). Como se pode ver, o aumento previsto, baseado nos dados mais recentes sobre os filhos do *baby boom*, eleva a probabilidade de que o aumento na prevalência da doença de Alzheimer nos próximos 40 anos atinja proporções quase epidêmicas. Além disso, nem é preciso dizer que, ao lado desse expressivo surto mundial da doença, também se esperam custos significativos no setor de saúde nos anos vindouros.

Por exemplo, calcula-se que os custos diretos e indiretos anuais associados com a doença de Alzheimer na América do Norte (Canadá e Estados Unidos) hoje excedem 150 bilhões de dólares (www.alz.org), o que a torna um dos maiores ônus sobre o sistema de saúde desses dois países. Em 2015, tais custos chegaram perto de 200 bilhões de dólares. Na Europa, estima-se que os custos diretos associados a ela sejam de 52 bilhões de euros por ano; isso não inclui perdas na produtividade nem o impacto econômico da doença sobre cuidadores informais (para custos indiretos, veja www.alzheimer-europe.org). À luz dessas informações, considerando-se o aumento gigantesco no número de casos futuros, é fácil imaginar quanto a doença resultará em grandes gastos, onerando de maneira significativa nossos sistemas de saúde.

Uma série de fatores explica a explosão nos custos diretos e indiretos

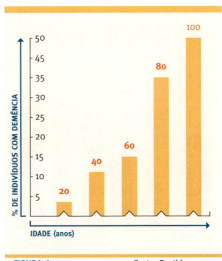

FIGURA 6 — Fonte: Gauthier, 2007

da doença de Alzheimer, sobretudo nos países ocidentais. O preço dos medicamentos, embora alto, representa apenas 20% dos custos diretos anuais associados ao problema. Por sua vez, os custos indiretos relacionados com cuidados em longo prazo é que são onerosos, pois são muito mais elevados para um paciente de Alzheimer do que para aqueles com outras enfermidades. Há uma razão muito simples para isso: estima-se que o portador de Alzheimer permaneça, em média, sete vezes mais tempo em uma instituição de longa permanência (Ilpi) do que um paciente que sofra de distúrbios neurológicos que não comprometem a memória.

Entre outros fatores indiretos associados com a doença de Alzheimer estão dias de trabalho perdidos, seja por um cuidador informal ou pelo cônjuge, que deve estar disponível para atender a grande parte das necessidades pessoais do paciente. É importante entender que, como aproximadamente 70% das pessoas com Alzheimer vivem em casa, o impacto da doença vai além do indivíduo e por vezes afeta membros da família imediata, amigos e até mesmo aqueles que prestam serviços diários.

Durante muitos anos, as doenças mais temidas pela população em geral eram câncer, doença cardiovascular, acidente vascular cerebral (AVC) e diabetes, respectivamente. No entanto, a situação parece ter mudado drasticamente na última década. Pesquisa recente realizada nos Estados Unidos mostra que a doença de Alzheimer está hoje em segundo lugar entre as enfermidades mais temidas pelo público em

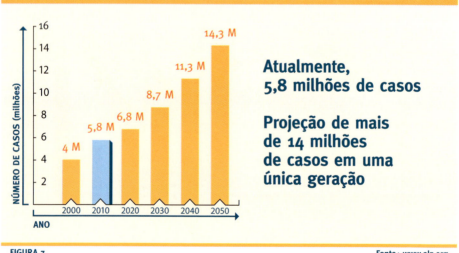

FIGURA 7 — Fonte: www.alz.org

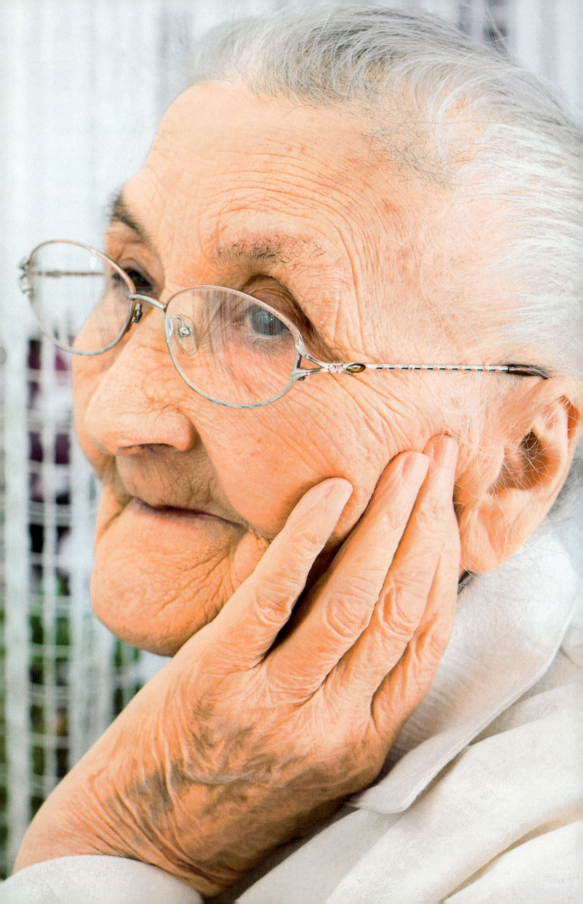

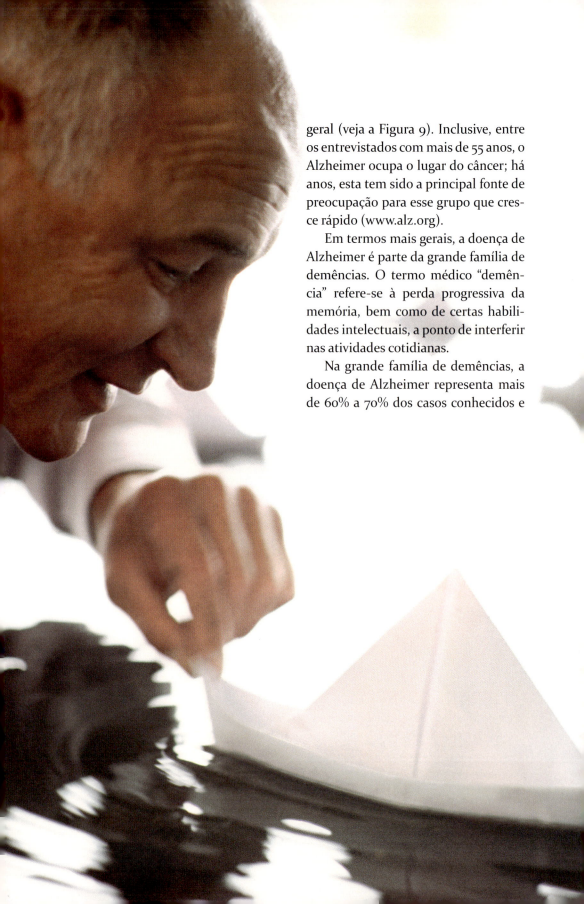

geral (veja a Figura 9). Inclusive, entre os entrevistados com mais de 55 anos, o Alzheimer ocupa o lugar do câncer; há anos, esta tem sido a principal fonte de preocupação para esse grupo que cresce rápido (www.alz.org).

Em termos mais gerais, a doença de Alzheimer é parte da grande família de demências. O termo médico "demência" refere-se à perda progressiva da memória, bem como de certas habilidades intelectuais, a ponto de interferir nas atividades cotidianas.

Na grande família de demências, a doença de Alzheimer representa mais de 60% a 70% dos casos conhecidos e diagnosticados. Há várias outras enfermidades também associadas com perda de memória, confusão e outros sintomas normalmente atribuídos à demência. Entre elas estão as demências "vasculares", caracterizadas por interrupção no fluxo sanguíneo do cérebro; a demência "mista", que combina a doença de Alzheimer e a demência vascular; a demência da doença de Parkinson, que ocorre em casos avançados dessa enfermidade; e, por fim, a demência por "corpos de Lewy", que está fortemente associada com déficits de atenção e alucinações, bem como com uma espécie de rigidez muscular muito similar à observada na doença de Parkinson.

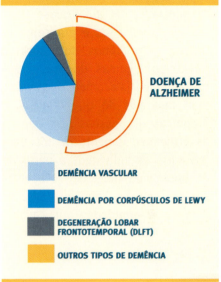

FIGURA 8

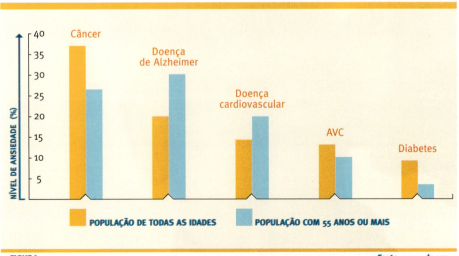

FIGURA 9 — Fonte: www.alz.org

A doença de Alzheimer em números

A expectativa de vida quase triplicou em 2 mil anos e praticamente dobrou nos últimos dois séculos. Como em algumas doenças crônicas, a demência acomete duas vezes mais mulheres do que homens. A proporção de pessoas com doença de Alzheimer aumenta de 6% para 8% entre os indivíduos a partir de 65 anos para mais de 40% entre aqueles com 80 anos ou mais. Na lista de enfermidades que causam preocupação em indivíduos a partir de 55 anos, a doença de Alzheimer hoje vem em primeiro lugar. O número de pessoas com a doença duplicará no decurso de uma geração, afetando mais de 80 milhões de indivíduos no mundo inteiro, com um novo caso a cada sete segundos. Em 2010, estimou-se que mais de 600 bilhões de dólares estavam sendo gastos no mundo em pacientes com doença de Alzheimer.

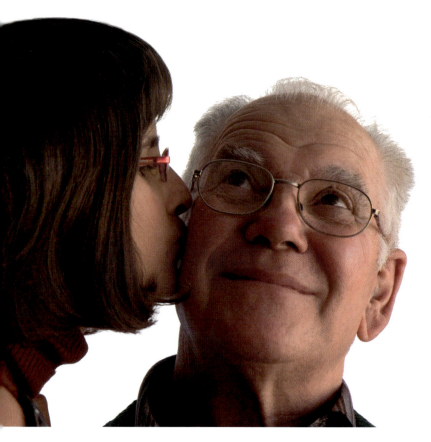

Em resumo

Uma doença de proporções epidêmicas

Se levarmos em consideração as mudanças demográficas em curso na sociedade ocidental, fica claro que, apesar dos gastos alarmantes destinados coletiva e individualmente à doença de Alzheimer, com a chegada massiva da coorte de filhos do *baby boom* à faixa etária vulnerável (60-70 anos de idade), hoje vemos apenas a ponta do *iceberg* com o qual o mundo inteiro colidirá em menos de uma geração se nada for feito na esfera da pesquisa científica. Felizmente, houve grandes avanços em nossa compreensão da biologia da doença, bem como nos tratamentos terapêuticos. Esses avanços levaram à descoberta de medicamentos sintomáticos eficazes, entre outros fatores – que, no entanto, não proporcionam uma cura para a doença. Uma mudança de rumo é necessária; por vários anos, grandes investimentos em pesquisa foram requeridos, tanto nos Estados Unidos quanto na Europa, para dar impulso significativo aos pequenos e grandes centros de pesquisa dedicados ao estudo da demência e à sua prevenção.

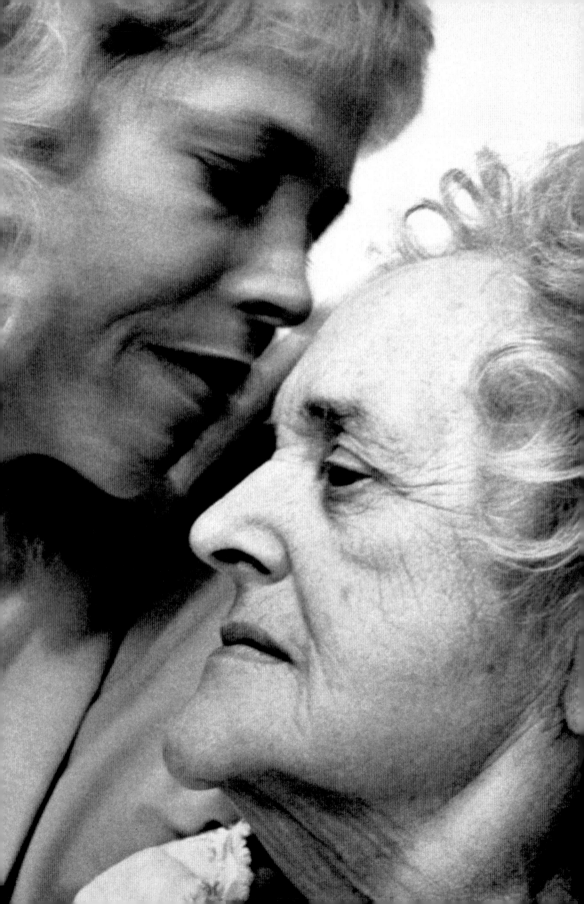

CAPÍTULO 3

O diagnóstico da doença de Alzheimer

Este capítulo explica como costuma ser feito o diagnóstico da doença de Alzheimer. Também aborda novos exames diagnósticos em desenvolvimento que poderiam possibilitar a detecção precoce.

OS PRIMEIROS SINTOMAS

A maioria das pessoas com doença de Alzheimer reclama da falta de memória durante vários meses ou anos antes de seu esquecimento afetar sua vida social e profissional de maneira significativa. Por exemplo, objetos são perdidos, compromissos são esquecidos, contas são pagas em atraso ou em duplicidade, uma boca de fogão é deixada acesa...

Alguns não dão importância a essas dificuldades, ao passo que outros se preocupam bastante com elas. A maioria dos indivíduos com lapsos de memória não tem doença de Alzheimer, mas o esquecimento ocasional pode indicar um risco para o futuro (veja o Capítulo 7, sobre prevenção). Para que um diagnóstico de doença de Alzheimer seja confirmado, deve haver, além de perda de memória, declínio em outra área de atividade intelectual, geralmente a linguagem e/ou a capacidade de discernimento e de tomar decisões. A combinação de declínio recente na memória e mudanças em outra esfera intelectual, associada à capacidade cada vez menor de realizar tarefas cotidianas, indica uma demência cuja causa precisa ser determinada: doença de Alzheimer, AVC, doença de Parkinson ou uma combinação das três.

O médico consultado deve, com a ajuda de um familiar, amigo ou vizinho, indagar a pessoa sobre suas atividades diárias habituais. Essas perguntas diferem entre homens e mulheres, pessoas ocupadas e aposentadas, jovens e idosos. A Figura 10 traz uma lista de atividades diárias afetadas pela doença de Alzheimer à medida que esta progride. Essa lista é baseada na Escala de Avaliação de Incapacidade na Demência (DAD, na sigla em inglês), desenvolvida em Montreal pela equipe de Louise Gauthier. Pesquisas realizadas na França por uma equipe liderada pelo dr. François Dartigues demonstraram que as quatro atividades mais frequentemente prejudicadas logo no começo da doença de Alzheimer são o uso seguro de medicamentos, o uso eficiente de transporte, o uso regular do telefone ou outro meio de comunicação e a gestão responsável das finanças. A reclusão social geralmente é consequência das dificuldades de usar o transporte e se comunicar, combinadas com apatia – primeiro e mais comum dos sintomas comportamentais associados com a doença de Alzheimer. A Figura 11 lista comportamentos observados nos vários estágios da enfermidade, em ordem de frequência. Essa lista é baseada no Inventário Neuropsiquiátrico (NPI, na sigla em inglês), desenvolvido em Los Angeles pelo dr. Jeffrey Cummings.

É possível que haja variações na apresentação clínica da doença de Alzheimer: estar sempre à procura de palavras (afasia), ter concepções equivocadas sobre as pessoas ou acreditar que está sendo vigiado (paranoia), manifestar comportamento social desinibido...

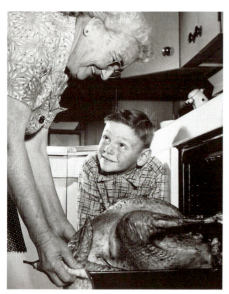

ATIVIDADES COTIDIANAS AFETADAS PELA DOENÇA DE ALZHEIMER

- Cozinhar
- Fazer telefonemas
- Sair
- Gerenciar finanças e correspondência
- Tomar medicamentos corretamente
- Participar de atividades de lazer e realizar tarefas domésticas
- Cuidar do asseio pessoal
- Vestir-se
- Alimentar-se
- Controlar a bexiga e o intestino

FIGURA 10 — Fonte: Gélinas *et al.*, 1999

Essas variações afetam nosso grau de certeza sobre a causa dos sintomas. O diagnóstico da doença de Alzheimer tem um índice de precisão de 85% a 90% quando a apresentação é clássica (doença de Alzheimer "provável", um diagnóstico baseado em critérios desenvolvidos por McKhann *et al.* e resumido na Figura 12).

É importante checar o histórico médico completo para verificar se há outros fatores contribuindo para a perda de memória, em particular depressão, uso excessivo de tranquilizantes, apneia do sono, surdez e perda de visão.

EXAMES INDICADOS EM CASO DE SUSPEITA DE DOENÇA DE ALZHEIMER

O clínico ou um membro da equipe médica realizará testes cognitivos simples tais como o Miniexame do Estado Mental (MMSE, na sigla em inglês), desenvolvido em Nova York pelo dr. Barry Reisberg. Ele não proporciona um diagnóstico *per se*, mas mede certos aspectos do funcionamento intelectual da pessoa: orientação no tempo e no espaço, capacidade de recordar três palavras e de soletrar, ler, escrever e copiar um desenho. O resultado, de um total de 30 pontos, pode ser influenciado pelo grau de escolaridade e pelo nervosismo do paciente.

Quando o teste é normal (> 26/30), hoje é rotineiro realizar a Avaliação Cognitiva de Montreal (MoCA, na sigla em inglês), concebida pelo dr. Ziad Nasreddine, que examina mais detalhadamente as chamadas habilidades intelectuais "executivas". Além disso, solicita que a pessoa desenhe um relógio e testa quanto ela demora para se lembrar de cinco palavras (também com um total de 30 pontos). Veja, na página 43, exemplos de relógios que deveriam marcar 11h10.

TRANSTORNOS COMPORTAMENTAIS NA DOENÇA DE ALZHEIMER EM ORDEM DE FREQUÊNCIA

- Apatia
- Agitação
- Excesso de atividade motora
- Comportamentos aberrantes (noturnos)
- Depressão
- Mudanças de apetite
- Ansiedade
- Irritabilidade
- Ilusões
- Desinibição
- Alucinações
- Euforia

FIGURA 11   Fonte: Cummings *et al.*, 1994

CRITÉRIOS PARA ESTABELECER UM DIAGNÓSTICO DE DOENÇA DE ALZHEIMER "PROVÁVEL"

- Declínio cognitivo
- Comprometimento funcional
- Ausência de outra doença cerebral ou sistêmica que explique os sintomas

FIGURA 12   Fonte: McKhann *et al.*, 1984, rev. em 2011

Se os testes mostrarem-se normais, mas as queixas com relação à memória tiverem o potencial de perturbar significativamente as atividades da pessoa, pode-se solicitar uma avaliação neuropsicológica detalhada feita por um psicólogo para examinar a memória, a linguagem e as habilidades usadas para tomar decisões ou se adaptar a novas situações.

Então, realiza-se uma avaliação geral da saúde, incluindo um exame de sangue para ver se a pessoa está anêmica, tem algum problema nos rins, no fígado ou na tireoide, ou alguma deficiência de vitamina, especialmente B_{12}. Até o momento, não há nenhum exame genético de rotina para diagnosticar a doença de Alzheimer.

Quase sempre, é feito um exame cerebral sem contraste (tomografia computadorizada ou tomografia axial computadorizada) para garantir que não há tumor, fluido em excesso nos ventrículos ou hematoma subdural (muito raros), e que não ocorreram pequenos acidentes vasculares cerebrais (bastante comuns).

O diagnóstico diferencial para a doença de Alzheimer leva em conta todos os sintomas e anormalidades encontrados durante o exame. A doença é muitas vezes associada com aterosclerose do cérebro ou com nível reduzido de vitamina B_{12} no sangue – o que no entanto não altera o diagnóstico principal. Também pode haver leve depressão, sobretudo no estágio inicial da doença.

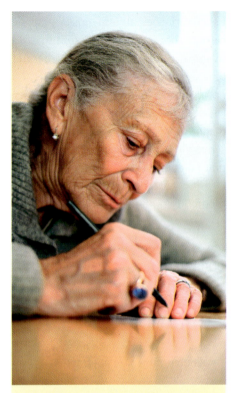

Um típico caso clínico do início da doença de Alzheimer

A sra. Wilson tem 84 anos e mora sozinha desde que seu marido morreu, há dez anos. Sua filha notou que a mãe tem telefonado com menos frequência e abandonou as aulas de canto, de que gostava muito. Contas não pagas estão se acumulando em uma gaveta. Há comida estragada na geladeira. Quando a filha a visitou e explicou sua preocupação, a sra. Wilson ficou irritada e criticou a vizinha, afirmando que ela havia lhe roubado uma joia.

CAPÍTULO 3 – O DIAGNÓSTICO DA DOENÇA DE ALZHEIMER

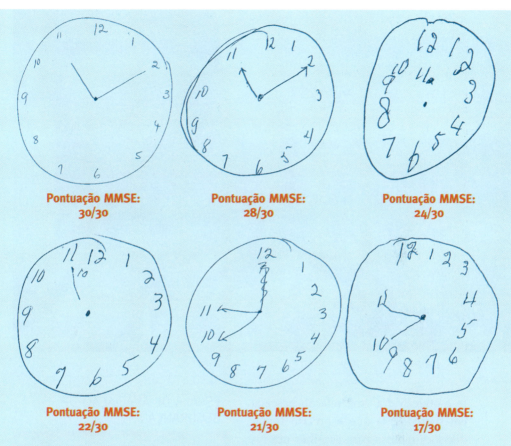

Exemplos de relógios desenhados respectivamente por uma pessoa sem doença de Alzheimer e por pacientes em vários estágios de deterioração cognitiva, baseados na pontuação do exame MMSE.

O QUE O MÉDICO DIZ A UM PACIENTE DIAGNOSTICADO

Normalmente, o médico, assim que possível, comunica a uma pessoa de confiança (cônjuge ou filho) que a doença de Alzheimer é uma possibilidade. O paciente é informado de que há um problema médico sério e será parabenizado por ter procurado ajuda logo no começo para que o problema de memória seja tratado de imediato, possivelmente evitando complicações. As palavras "demência" e "Alzheimer" são evitadas, a não ser que o paciente faça uma pergunta muito específica. Nesse caso, recebe uma resposta honesta, a não ser que exista a possibilidade de uma reação catastrófica. Uma relação de confiança entre médico e pacien-

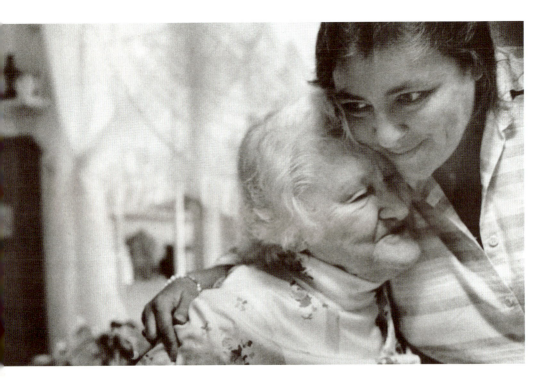

te é preferível a uma relação baseada em segredos, já que é preciso tomar decisões rápidas para escolher um representante legal em caso de incapacidade, na presença de um notário ou um advogado. O representante legal também receberá uma procuração de plenos poderes.

A segurança financeira, a capacidade de a pessoa dirigir ou sair sozinha usando transporte público e utilizar equipamentos de cozinha, tudo isso deve ser analisado. Uma escala de avaliação de segurança foi desenvolvida em Montreal pela dra. Louise Poulin de Courval e por sua equipe (veja a Figura 13), podendo ser útil para determinar se a pessoa precisa de supervisão em casa.

ESCALA DE AVALIAÇÃO DE SEGURANÇA

- Ambiente e cuidador informal
- Uso de tabaco
- Fogo e queimaduras
- Nutrição
- Intoxicação alimentar e substâncias tóxicas
- Medicamentos e problemas de saúde
- Perambulação e adaptação a mudanças de temperatura

FIGURA 13 — Fonte: Poulin de Courval et al., 2006

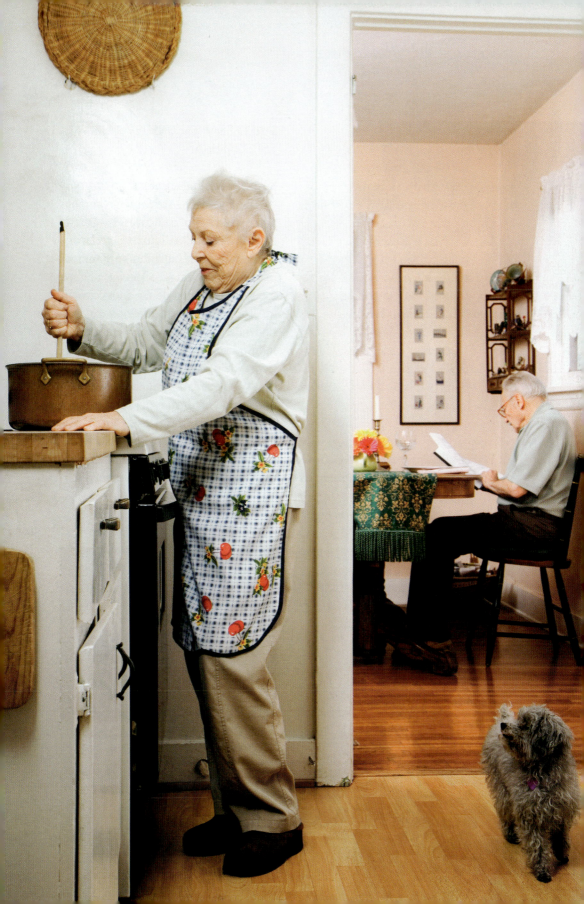

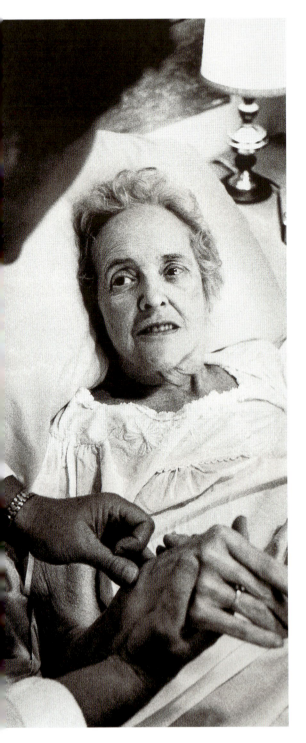

É NECESSÁRIO CONSULTAR UM ESPECIALISTA?

Se o clínico geral suspeitar do diagnóstico de doença de Alzheimer, recomenda-se verificá-lo com um especialista – neurologista, psiquiatra geriátrico ou geriatra – se, quando surgirem os primeiros sintomas, a pessoa afetada for jovem (menos de 65 anos), existir incerteza quanto ao diagnóstico, não houver reação significativa ao tratamento usual ou o paciente quiser participar de pesquisas.

O especialista avaliará novamente o histórico médico, repetirá os exames físicos e se certificará de que foram realizados exames de sangue e do cérebro. Em alguns casos, outros exames cerebrais serão solicitados: 1) uma resso-

EXEMPLO DE EXAME CEREBRAL

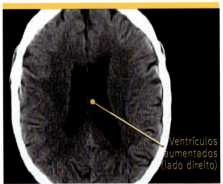

Tomografia computadorizada típica de uma pessoa com doença de Alzheimer (estágio inicial), com atrofia geral leve e algumas poucas alterações isquêmicas em torno dos ventrículos laterais.

FIGURA 14

CAPÍTULO 3 – O DIAGNÓSTICO DA DOENÇA DE ALZHEIMER

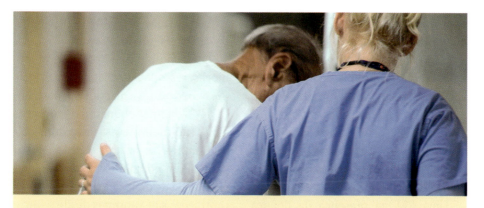

Um exemplo de avaliação realizada por clínico geral

A sra. Wilson concordou em ir ao médico, pois assim sua filha a deixaria "em paz". Depois de uma avaliação dos sintomas, o histórico familiar é examinado: sua mãe estava confusa nos últimos anos de sua vida e morreu aos 92. Não há sinais de depressão. Ela não toma nenhum medicamento além de suplementos de cálcio. Sua pontuação no MMSE, 19 de 30, é anormal para alguém com sete anos de escolaridade. Ela erra o dia, o mês, o ano, a cidade, o país, o nome do lugar e o andar, esquece duas das três palavras e não consegue copiar o desenho de dois pentágonos sobrepostos. Além disso, é incapaz de desenhar um relógio marcando 11h10. Seu exame de sangue é normal, exceto pelo nível de vitamina B_{12}, que está um pouco baixo. Seu exame cerebral mostra atrofia normal para sua idade e algumas poucas alterações isquêmicas ao redor dos ventrículos (veja a Figura 14).

O exame MMSE é repetido dois meses depois e o resultado é 18 de 30.

Um exemplo de maneira adequada de contar à paciente os resultados dos exames

A sra. Wilson quer saber o que está acontecendo consigo.

— É a mesma doença que a minha mãe teve? — ela pergunta.

— Talvez — diz o médico. — Seus lapsos de memória se devem ao envelhecimento do cérebro, já que não há sinais de coágulo sanguíneo no exame cerebral. Com exceção do nível um pouco baixo de vitamina B_{12}, sua saúde é boa. Você concordaria em receber em sua casa um terapeuta ocupacional para verificar se está tudo seguro?

47

nância magnética (RM), para detectar qualquer atrofia focal ou generalizada, e quaisquer pequenos infartos em regiões conhecidas por serem "estratégicas" para a memória, como o tálamo ou a cabeça do núcleo caudado; 2) uma tomografia (PET-Scan), para verificar se o açúcar radioativo está sendo metabolizado corretamente nas várias regiões do cérebro.

Uma RM na presença da doença de Alzheimer mostra atrofia de todo o cérebro (Figura 15, à esquerda), mas sobretudo na região do hipocampo (Figura 15, à direita). O PET-Scan exibirá declínio no metabolismo (e, indiretamente, diminuição no número de células nervosas e suas conexões e sinapses) nas regiões posteriores do cérebro (Figura 16, acima e no centro) e no cíngulo posterior (Figura 16, abaixo).

Uma combinação de testes de memória, ressonância magnética e PET-Scan permitiria o diagnóstico da doença de Alzheimer enquanto os sintomas ainda são muito leves. Em alguns países, também se faz uma punção lombar para medir, no líquido cefalorraquidiano, o nível de duas proteínas cujas concentrações são anormais desde o início da doença: a beta-amiloide, que é baixa; e a tau, que em geral é alta. Atualmente, vem sendo desenvolvido um PET-Scan com biomarcador (a molécula PiB, ou Composto-B de Pittsburgh) para amiloide, proteína que se acumula no cérebro de todos os portadores de Alzheimer. Todos os exames cerebrais

EXEMPLOS DE CÉREBROS ATROFIADOS

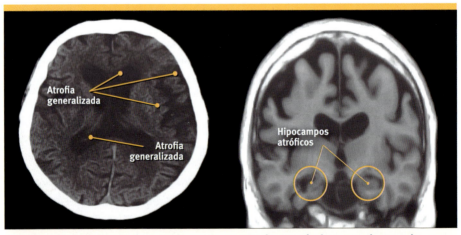

RM de um cérebro com doença de Alzheimer
Visão horizontal mostrando um cérebro com atrofia generalizada

RM de um cérebro com doença de Alzheimer
Visão coronal mostrando hipocampos atróficos

FIGURA 15

CAPÍTULO 3 – O DIAGNÓSTICO DA DOENÇA DE ALZHEIMER

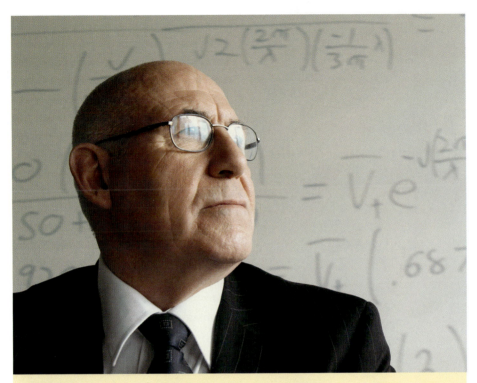

A história de um indivíduo que consulta um especialista por causa de sua memória

O dr. Taylor é professor universitário. Ele tem 64 anos e anda preocupado com sua memória – está tendo dificuldade de preparar suas aulas e de recordar o nome dos alunos. Ele às vezes perde o fio da meada durante a aula, dependendo cada vez mais de suas anotações. Sua mãe morreu de doença de Alzheimer aos 66 anos. Como marca 29 de 30 pontos no MMSE e 26 de 30 pontos no MoCA, ele é encaminhado para exames neuropsicológicos, que revelam um déficit significativo na memória de curto prazo em comparação com outras pessoas de sua faixa etária e grau de escolaridade. A ressonância magnética (RM) indica atrofia no hipocampo, enquanto a tomografia (PET-Scan) mostra um declínio metabólico nas regiões parietais e cinguladas. O especialista diagnostica doença de Alzheimer incipiente.

O dr. Taylor quer conhecer o diagnóstico para então parar de trabalhar e desfrutar de sua aposentadoria. A universidade e a previdência social aceitam sua alegação de incapacidade.

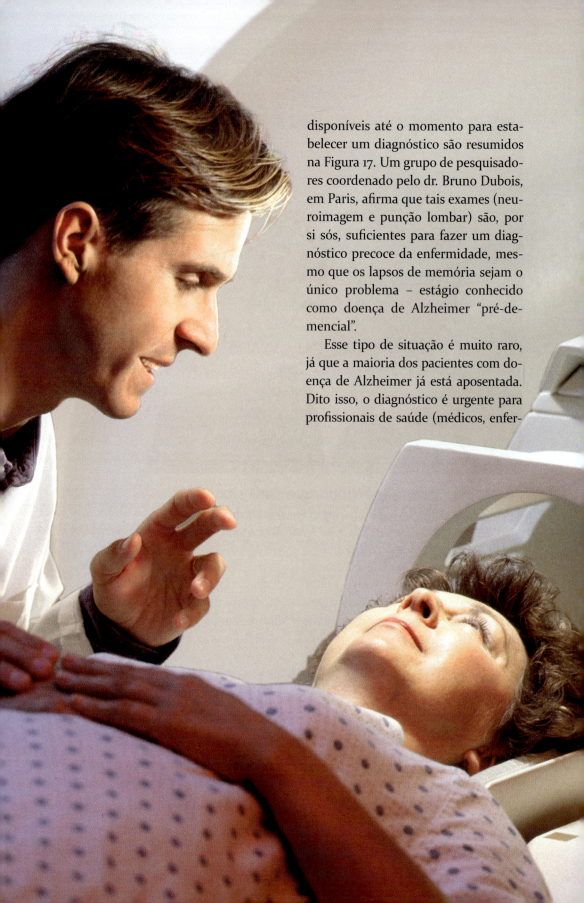

disponíveis até o momento para estabelecer um diagnóstico são resumidos na Figura 17. Um grupo de pesquisadores coordenado pelo dr. Bruno Dubois, em Paris, afirma que tais exames (neuroimagem e punção lombar) são, por si sós, suficientes para fazer um diagnóstico precoce da enfermidade, mesmo que os lapsos de memória sejam o único problema – estágio conhecido como doença de Alzheimer "pré-demencial".

Esse tipo de situação é muito raro, já que a maioria dos pacientes com doença de Alzheimer já está aposentada. Dito isso, o diagnóstico é urgente para profissionais de saúde (médicos, enfer-

PET-SCAN DE UM CÉREBRO COM DOENÇA DE ALZHEIMER

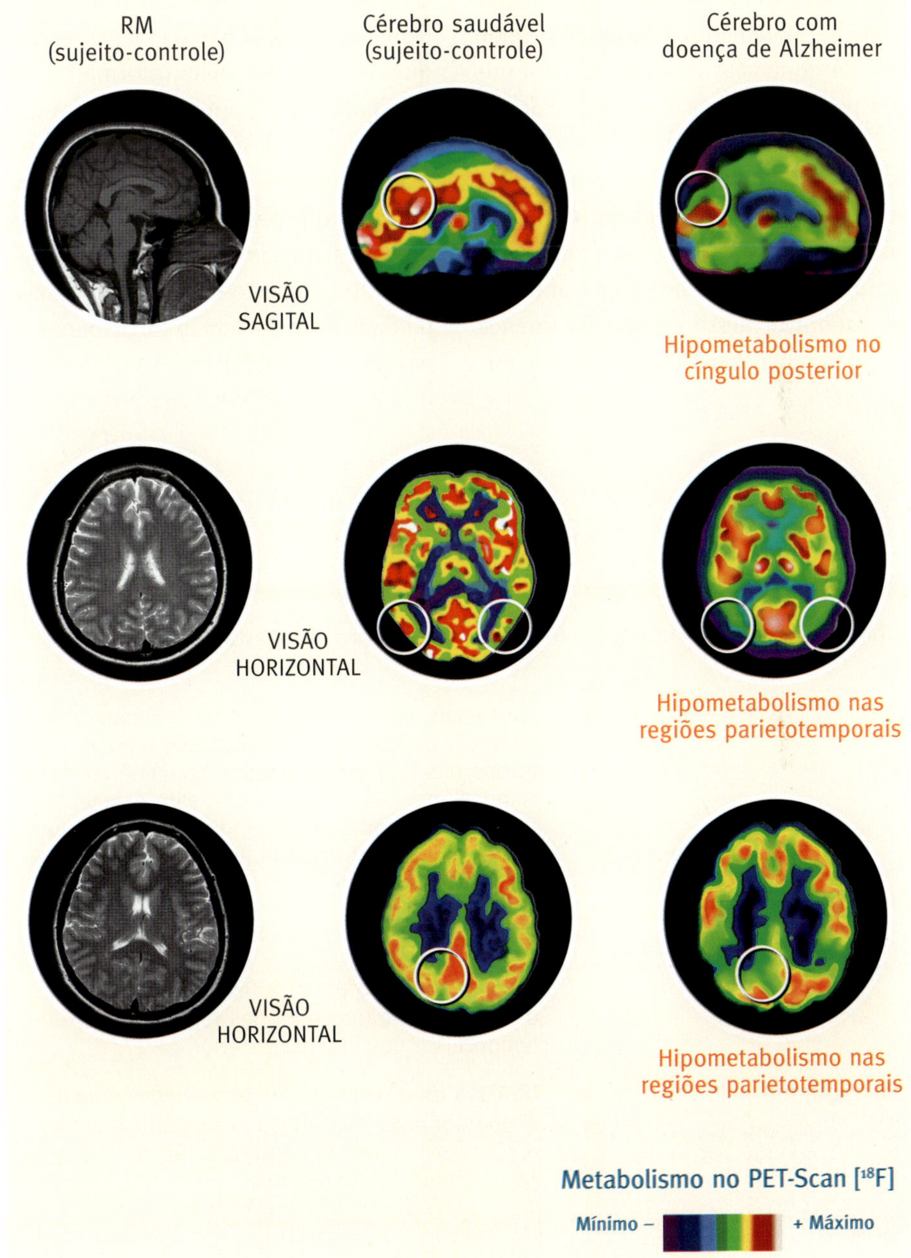

FIGURA 16

meiras, farmacêuticos etc.), administradores de bens ou qualquer indivíduo para quem esquecer coisas ou cometer erros de julgamento no trabalho pode ter consequências desastrosas para outras pessoas ou para si mesmo. Por outro lado, um diagnóstico muito precoce não está isento de riscos – como a pessoa entenderá as implicações do problema, poderá ter uma reação catastrófica. Até o momento, não há nenhum tratamento disponível nesse estágio da doença de Alzheimer, sendo os exames complementares (RM e PET-Scan) bastante caros. Pesquisadores como o dr. Serge Gauthier, em Montreal, e o dr. Philip Scheltens, em Amsterdã, recomendam que os pacientes sejam informados dos resultados dos exames de maneira gradativa, depois de avaliado o risco de uma reação muito negativa. Aconselham também que esse tipo de diagnóstico precoce não seja amplamente disponibilizado enquanto não houver a possibilidade de os pacientes participarem de pesquisas terapêuticas.

EXAMES CEREBRAIS USADOS PARA DIAGNOSTICAR A DOENÇA DE ALZHEIMER

Tomografia computadorizada	Exame básico para eliminar a possibilidade de AVCs, tumores, hematomas e hidrocefalia.
Ressonância magnética	Mais especializado para detectar a presença de alterações isquêmicas menores que um AVC e atrofia nas regiões do cérebro ligadas à memória (hipocampos, lobos temporais), este exame, se for repetido, pode medir o índice de atrofia do cérebro inteiro (normalmente, 1% ao ano).
Ressonância magnética	Exame especializado para avaliar o metabolismo de regiões cerebrais comparando-as umas com as outras. Na doença de Alzheimer, há hipometabolismo precoce (às vezes antes de os sintomas aparecerem) nas regiões parieto-temporais e no cíngulo posterior.
PET-Scan PiB	No caso da doença de Alzheimer, este exame revela um nível mais elevado de depósitos nas regiões anteriores do cérebro vários anos antes de os sintomas aparecerem.

FIGURA 17

Em resumo

O diagnóstico da doença de Alzheimer

O diagnóstico da doença de Alzheimer pode ser feito por um clínico geral, mas sempre em conjunto com um especialista. O diagnóstico é 85% preciso quando os sintomas são típicos: declínio gradativo na memória de curto prazo, comprometimento de outras funções intelectuais e dificuldade de realizar atividades cotidianas. A avaliação é simples na maioria dos casos, consistindo em teste MMSE, exames de sangue e tomografia computadorizada. Quando os sintomas são muito leves, mas é urgente fazer um diagnóstico, são necessários exames adicionais: avaliação neuropsicológica, ressonância magnética, PET--Scan e punção lombar.

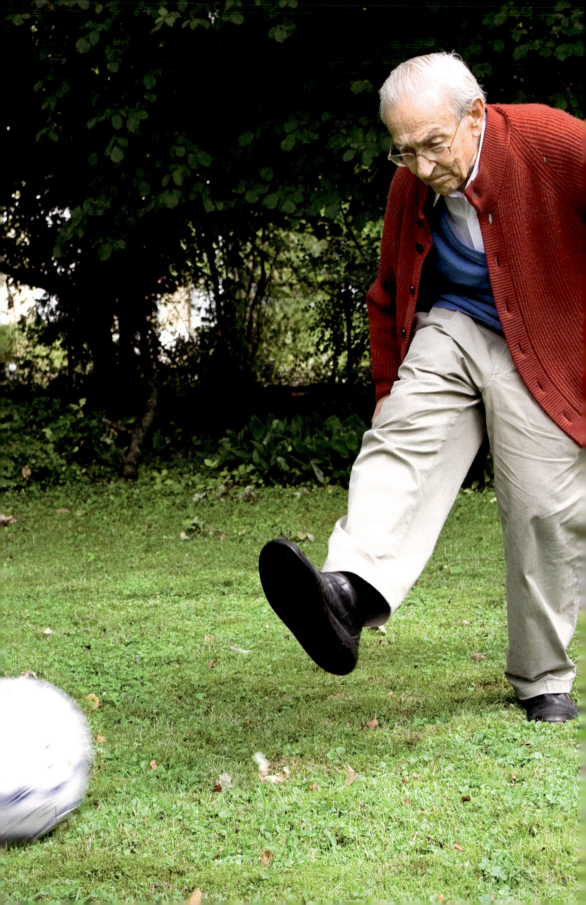

CAPÍTULO 4

A progressão natural da doença de Alzheimer

Tradicionalmente, a doença de Alzheimer era diagnosticada quando havia sintomas suficientes para indicar "demência" e a causa mais provável parecia ser Alzheimer, e não AVC ou doença de Parkinson. No entanto, os sintomas que precedem a demência são muitas vezes sutis e evoluem lentamente. É por isso que os pesquisadores estão cada vez mais interessados no estágio da doença de Alzheimer chamado "pré-demencial" ou "prodrômico", em que o tratamento precoce para interromper ou frear sua progressão poderia ser possível. Quando a demência se instala, sua progressão é mais ou menos previsível no decurso de oito ou dez anos – daí a importância de estar familiarizado com a evolução natural da doença de Alzheimer a fim de antecipar as fases que estão por vir. Este capítulo descreve a progressão da doença do início ao fim, proporcionando uma melhor compreensão dos tratamentos disponíveis e em desenvolvimento, que serão discutidos em capítulos posteriores.

OS ESTÁGIOS DA DOENÇA DE ALZHEIMER

O sistema de classificação mais frequentemente usado no mundo todo é a Escala de Deterioração Global (GDS, na sigla em inglês) desenvolvida em Nova York pelo dr. Barry Reisberg. Ela consiste em sete estágios (Figura 18).

O estágio 1 se aplica a todos os que envelhecem normalmente, mas também àqueles propensos a ter doença de Alzheimer em algum momento. O grau de risco varia muitíssimo de um indivíduo para outro, dependendo do histórico familiar (herança genética) e do que acontece com a pessoa ao longo da vida (grau de escolaridade, pressão alta etc.). Um capítulo posterior descreverá como se determina o risco de ter doença de Alzheimer no futuro e como vem sendo desenvolvida uma abordagem preventiva "primária".

O estágio 2 da doença é caracterizado por "comprometimento cognitivo subjetivo", ou CCS. A impressão de que o cérebro está ficando mais lento é comum a todos nós, sobretudo depois dos 50 anos. Após essa idade, aprender um novo idioma se torna difícil (embora não impossível), adaptamo-nos mais devagar às mudanças, esquecemos o nome de conhecidos... Tudo isso é normal. No entanto, se pessoas que participam de atividades de certo nível intelectual perceberem lentidão no trabalho ou em atividades de lazer complexas (jogar *bridge*, por exemplo) em um intervalo relativamente curto (cerca de um ano), isso deve ser examinado por um clínico geral. A maioria dos que apresentam sintomas desse tipo não desenvolve doença de Alzheimer; no entanto, essa pode ser a oportunidade para uma prevenção "secundária" da doença, visto que já existem sintomas.

ESCALA DE DETERIORAÇÃO GLOBAL DE REISBERG

Estágio 1	Ausência de sintomas
Estágio 2	Sintomas leves (lapsos na memória de curto prazo, dificuldade de tomar decisões), sem declínio mensurável em exames neuropsicológicos
Estágio 3	Sintomas leves, com declínio mensurável em exames neuropsicológicos, mas sem efeito significativo nas atividades cotidianas
Estágio 4	Demência leve (o paciente é capaz de dirigir um carro, desde que seja acompanhado por alguém)
Estágio 5	Demência moderada (suas roupas precisam ser escolhidas por outra pessoa; só anda a pé, e apenas em lugares conhecidos; suas finanças precisam ser administradas por outrem)
Estágio 6	Demência grave (necessita ser banhado e vestido por outra pessoa; não pode ficar sozinho)
Estágio 7	Demência muito grave a estágio terminal (é incapaz de caminhar em segurança; tem dificuldade de engolir)

FIGURA 18

Fonte: Reisberg *et al.*, 1984

O estágio 3 foi objeto da maioria das pesquisas dos últimos cinco a sete anos, já que, nessa fase, pode ser possível um tratamento precoce para interromper ou frear a progressão da doença. Nesse estágio, denominado "comprometimento cognitivo leve", ou CCL, dependendo da idade e da herança genética da pessoa, além de outros biomarcadores em desenvolvimento (veja o Capítulo 3, sobre diagnósticos), a progressão para a doença de Alzheimer é da ordem de 15% por ano durante cinco anos (ou risco de 75%); depois disso, o risco diminui (Figura 19). Alguns estudos epidemiológicos realizados em grandes populações indicam que mais de 90% das pessoas no estágio 3 não continuam experimentando deterioração e podem até mesmo voltar ao normal. Portanto, é necessário especificar e validar os critérios para diagnosticar a enfermidade em estágio incipiente, como proposto por Mayeux e seus colegas em 2011. Entretanto, muitos tratamentos experimentais são testados no estágio 3 em indivíduos que foram diagnosticados com Alzheimer em fase muito incipiente – em outras palavras, que não apresentam problemas funcionais significativos nem demência.

É no estágio 4 que a doença de Alzheimer normalmente é reconhecida por todos (familiares, amigos, vizinhos), embora a pessoa afetada tenda a negá-la. Essa "anosognosia", ou falta de consciência acerca das próprias dificuldades funcionais, torna o fardo um pouco mais leve para o paciente, mas não para seus familiares. Em geral, o

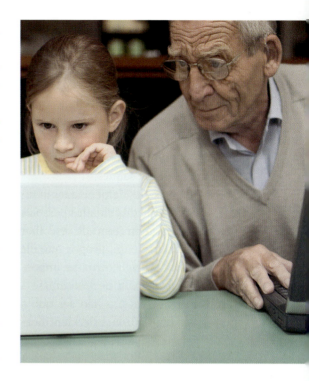

PREVALÊNCIA DO ESTÁGIO 3 (OU COMPROMETIMENTO COGNITIVO LEVE) EM VÁRIAS IDADES APÓS OS 70 ANOS

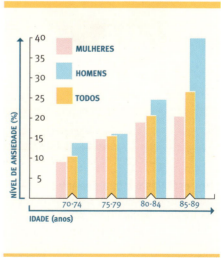

FIGURA 19   Fonte: www.alz.org

indivíduo consegue dirigir por lugares conhecidos, realizar tarefas simples e rotineiras e cozinhar para si mesmo, mas não para um número maior de pessoas. Precisa de conselhos sobre decisões financeiras complicadas, mas pode ir sozinho ao caixa do banco (não ao terminal de autoatendimento) para fazer depósitos ou saques.

No estágio 5, ou "demência moderada", a necessidade de cuidados pessoais fica óbvia: alguém tem de escolher as roupas do paciente, propor que ele tome banho... Dirigir torna-se impossível, e os passeios a pé limitam-se à vizinhança imediata, a não ser que a pessoa use uma pulseira de identificação. Podem aparecer sintomas comportamentais, como irritabilidade. Muitas vezes, o cuidador entra em contato com a Associação de Alzheimer mais próxima para assistir a palestras ou participar de um grupo de apoio. Passa a ser difícil deixar a pessoa doente sozinha em casa, já que ela pode esquecer o fogão aceso, a torneira aberta ou as portas destrancadas.

No estágio 6, ou "demência grave", as habilidades funcionais ficam cada vez mais comprometidas e começam a aparecer problemas comportamentais como "agressividade e agitação", sobretudo na hora do banho ou durante a noite (síndrome do pôr do sol). O indivíduo pode deixar de reconhecer o cônjuge, que por vezes é empurrado para fora da cama, do quarto ou até mesmo da casa. As responsabilidades aumentam para os membros da família – que, nesse estágio, tendem a procurar ajuda externa para cuidar do paciente e pensam seriamente em uma instituição de longa permanência.

O estágio 7, conhecido como "demência muito grave a estágio terminal", é caracterizado pela dependência total em todos os aspectos da vida cotidiana. Alterações na capacidade motora afetam o equilíbrio ao caminhar, deixando gradativamente a pessoa confinada à cadeira de rodas, à cadeira geriátrica e então à cama. A linguagem verbal desaparece, embora a comunicação não verbal (reação ao toque ou ao tom de voz) continue presente por um bom tempo. O paciente tem dificuldade de engolir

PERDA DE CÉLULAS CEREBRAIS EM VÁRIAS REGIÕES DO CÉREBRO

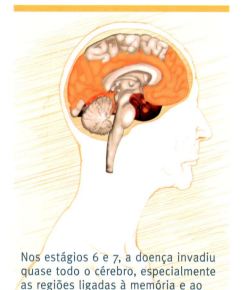

Nos estágios 6 e 7, a doença invadiu quase todo o cérebro, especialmente as regiões ligadas à memória e ao aprendizado (em vermelho).

FIGURA 20

(disfagia) e engasga ao comer e beber, o que leva a pneumonia por aspiração – causa mais comum de morte, que ocorre de oito a dez anos após o estágio 3 (Figura 20).

O IMPACTO IMEDIATO DA DOENÇA DE ALZHEIMER À MEDIDA QUE PROGRIDE

DIRIGIR

Normalmente, um indivíduo que se encontra no estágio 4 da doença de Alzheimer enfrenta poucos problemas ao conduzir um veículo, desde que se atenha a rotas bem conhecidas. Estar acompanhado de alguém que atue como "guia" é recomendado pelo médico e, às vezes, exigido pelo órgão emissor da carteira de habilitação.

No estágio 5, a pessoa raramente é autorizada a dirigir, devendo mesmo ser aconselhada a não fazê-lo.

Perder a carteira de motorista é, por vezes, uma experiência dolorosa para a pessoa que está doente e, por extensão, para toda a família. Alguns pacientes não perdoam o médico por enviar um relatório ao órgão emissor da carteira de habilitação. Às vezes, a pessoa é encaminhada a um especialista unicamente para que este a declare inapta para dirigir, protegendo, assim, a relação terapêutica entre ela e o clínico geral que a acompanha. Todos os afetados pela doença de Alzheimer um dia terão de parar de dirigir; é possível se preparar para esse estágio da doença encorajando o

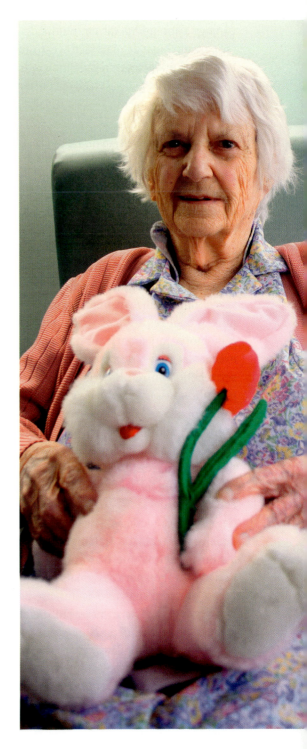

cônjuge a aprender a dirigir, mudando-se para um lugar de mais fácil acesso ao transporte público ou criando uma rede social ampla na qual seja fácil encontrar motoristas voluntários.

TRABALHAR FORA DE CASA

No estágio 3, todos são autossuficientes e independentes em suas atividades cotidianas. No entanto, profissionais com grande responsabilidade (médicos, enfermeiras, farmacêuticos, advogados, contadores e professores) talvez tenham de parar de trabalhar por causa do risco de cometer erros. Muitas vezes, uma avaliação neurológica durante a qual se presta especial atenção à memória funcional e às habilidades executivas se faz necessária, podendo ser repetida entre seis e 12 meses depois. Os novos critérios para diagnosticar a doença de Alzheimer em estágio muito incipiente, propostos por Dubois e seus colegas (2007, 2010) e apresentados no capítulo anterior, além do uso de exames cerebrais, facilitariam a obtenção de uma declaração de incapacidade por razões médicas. Por outro lado, aqueles que realizam trabalhos manuais ou rotineiros que não apresentam perigo para si ou para os demais podem prosseguir com suas tarefas durante os estágios 3 e 4. Aliás, a interação social própria do trabalho tem função terapêutica. Mesmo no estágio 5, alguns pacientes continuam a visitar o negócio da família para manter contato com os clientes mais antigos e continuar conectados com sua vida anterior.

DOCUMENTOS LEGAIS A SER PROVIDENCIADOS

Recomenda-se firmemente que uma procuração de plenos poderes e outra para cuidados de saúde – documento simples que permite a retirada de medicamentos de alto custo no sistema público de saúde e/ou tratativas com o convênio médico – sejam redigidas antes do estágio 5 com a ajuda de um advogado. Assim, o representante legal de-

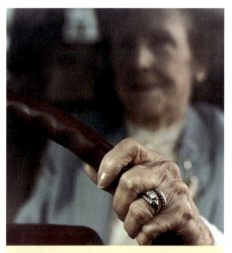

Dirigir com doença de Alzheimer

A sra. Johnson tem o costume de usar o carro para visitar a filha. Para tanto, ela precisa pegar a rodovia e atravessar uma ponte. Certo dia, por causa do trânsito, a ponte fica fechada e ela tem de pegar outro caminho. A sra. Johnson se perde e precisa telefonar para casa para obter orientações.

CAPACIDADE DE ATIVAR O CÉREBRO

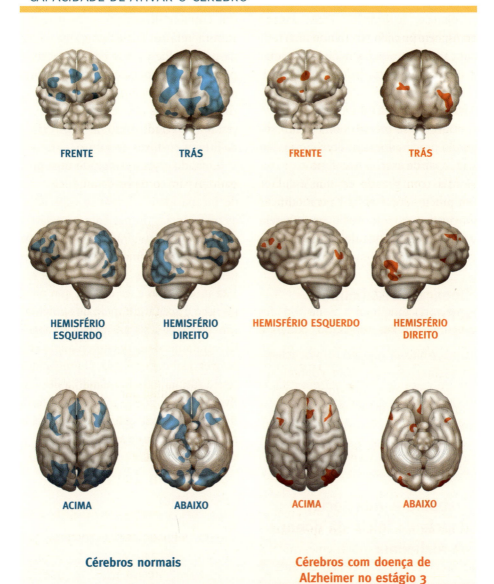

Durante um exercício que testa o reconhecimento de objetos familiares, observa-se uma redução significativa na capacidade de ativar as regiões do cérebro responsáveis pela memória e pelo aprendizado.

FIGURA 21   Fonte: Dr. Davis Knopman, Clínica Mayo, Rochester (Nova York)

signado para tomar decisões será capaz de oferecer ao indivíduo com doença de Alzheimer cada vez mais assistência para administrar suas finanças e tomar decisões sobre cuidados médicos. É possível (e desejável) designar dois procuradores para dividirem a tarefa. Do contrário, será preciso nomear um segundo procurador caso o primeiro não seja capaz de exercer essa função.

Mais complicado do que escolher um procurador é redigir ou modificar um testamento. E, qualquer que seja o estágio da doença de Alzheimer, há um risco de que seja contestado por um familiar insatisfeito com o modo como a herança é dividida após a morte da pessoa. Para evitar essa situação, é prudente que um especialista faça uma avaliação especial para determinar a competência da pessoa para redigir um testamento, reduzindo, assim, o risco de litígios custosos no futuro.

Quando se está redigindo uma procuração para cuidados de saúde em caso de incapacidade, devem-se especificar as preferências do paciente para várias situações que surgirão no decurso da doença de Alzheimer: participação em pesquisas médicas (especificar se ele está interessado e, se estiver, que nível de risco é aceitável); meio de alimentação caso passe a ter dificuldade de engolir; e tratamento da pneumonia se já não houver qualidade de vida. O procurador terá a última palavra quando a decisão tiver de ser tomada, mas a tarefa será mais fácil se o paciente houver indicado suas preferências de antemão.

Doença de Alzheimer e finanças

O sr. White já não pode preencher e assinar cheques com confiança, e um estranho lhe roubou 500 dólares em dinheiro. A filha do Sr. White pergunta ao clínico geral o que pode ser feito para proteger os bens do pai.

Trabalho e vida social depois do início da doença de Alzheimer

A sra. MacDonald sempre trabalhou na mercearia da família. Ela já não consegue calcular o troco, mas gosta de passar o dia conversando com clientes que conhece há muito tempo.

Em resumo

A progressão natural da doença de Alzheimer

Os sete estágios da doença de Alzheimer são marcos fundamentais para as pesquisas e para a prática clínica com os pacientes, pois permitem avaliar a capacidade da pessoa afetada de realizar atividades cotidianas. A capacidade de dirigir deve ser avaliada periodicamente. Se a pessoa pode ou não continuar a trabalhar normalmente depende de suas responsabilidades e das consequências de possíveis erros no trabalho. Recomenda-se redigir uma procuração para cuidados de saúde em caso de incapacidade e uma procuração de plenos poderes assim que a doença de Alzheimer for diagnosticada. É desejável indicar as preferências da pessoa em relação ao tratamento da doença, sobretudo em seus estágios mais avançados. Por fim, se for preciso alterar um testamento, faz-se necessária uma avaliação especializada.

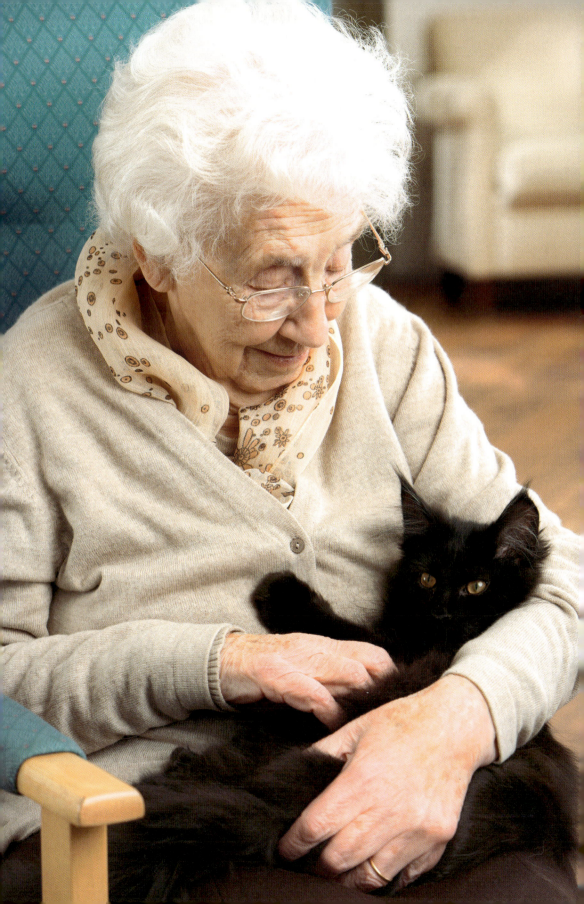

CAPÍTULO 5

Os tratamentos atuais da doença de Alzheimer

Os sete estágios da doença de Alzheimer foram descritos no capítulo anterior. Este capítulo apresenta o que pode ser feito em cada fase para diminuir os riscos enfrentados pelos pacientes ou, se necessário, reduzir ou aliviar seus sintomas. Alguns tratamentos requerem mudanças no estilo de vida (estágios 1, 2 e 3), outros demandam o uso de medicamentos (estágios 4, 5 e 6). O estágio 7 exige cuidados paliativos.

ESTÁGIO 1:
ausência de sintomas e de deterioração cognitiva mensurável

A prevenção primária, método desenvolvido pelo dr. Zaven Khachaturian cujo objetivo é retardar o início dos sintomas da doença de Alzheimer em pessoas que estão envelhecendo, é uma estratégia importante de cuidado com a saúde. Se, a partir de agora, pudéssemos retardar o início dos sintomas da doença de Alzheimer em cinco anos, em menos de uma geração haveria uma redução de 50% no número de indivíduos afetados; se retardássemos por dez anos, a prevalência da enfermidade seria reduzida em 90%! Conhecer os fatores de risco (Figura 22) e de proteção (Figura 23) para a doença de Alzheimer faz que isso seja teoricamente possível. Tais fatores serão discutidos em detalhe no Capítulo 6.

Bastaria alterar certos hábitos e/ou tratar as enfermidades que predispõem

FATORES DE RISCO PARA A DOENÇA DE ALZHEIMER

- Idade
- Gênero (feminino)
- Baixa escolaridade
- Abuso de álcool
- Hipertensão
- Diabetes

FIGURA 22

FATORES DE PROTEÇÃO CONTRA A DOENÇA DE ALZHEIMER

- Alta escolaridade
- Quantidade moderada de vinho tinto
- Atividade física
- Atividades intelectuais
- Redes sociais

FIGURA 23

as pessoas à doença de Alzheimer. No entanto, teríamos de conseguir provar isso por meio de estudos prospectivos, isto é, usando grupos de voluntários que concordassem em se submeter a tratamentos alocados de maneira aleatória por períodos prolongados (de cinco a sete anos). Isso é perfeitamente possível; o estudo SystEur, conduzido em Paris pelo dr. Françoise Forette, demonstrou que um controle mais estrito da hipertensão durante cinco anos reduz pela metade o risco de demência (em especial a causada pela doença de Alzheimer).

O estudo GEM, conduzido em Pittsburgh pelo dr. Steven DeKosky, comparou os efeitos de *Ginkgo biloba* e de um placebo por sete anos, mas sua pesquisa não conseguiu mostrar diferenças entre o grupo que tomou o placebo e o que ingeriu o extrato da planta.

Uma equipe coordenada pela dra. Miia Kivipelto em Helsinki mostrou que é possível avaliar os fatores de risco para a doença de Alzheimer por volta dos 50 anos de idade e, com isso, prever quem terá a enfermidade 20 anos depois: um total de 10 ou 11 pontos foi associado com um risco de 7,4%, e um total de 12 a 15 pontos, com um risco de 16,4% (Figura 24). Essa ferramenta de avaliação, denominada Dementia Risk Score [Classificação de Risco de Demência], poderia ser usada na medicina geral para informar as pessoas interessadas em conhecer seu nível de risco e motivadas a agir de modo a proteger-se.

Esse tipo de avaliação também poderia ser usado em estudos prospecti-

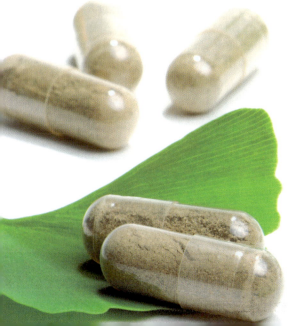

↖ Cápsulas em gel de *Ginkgo biloba* em pó

vos para escolher, entre os voluntários interessados, participantes com risco comparável. Sem dúvida, seria necessário incluir o genótipo APOE4 nesses fatores de risco. Voltaremos a falar sobre os fatores de risco genéticos um pouco mais adiante. Por enquanto, foram propostos novos exames, tais como a medição dos níveis de beta-amiloide no líquido cefalorraquidiano (obtida por meio de punção lombar) e a tomografia usando biomarcadores para beta-amiloide (Weigand *et al.*, 2011).

Enquanto esperam os resultados de estudos como esses, que muito provavelmente serão realizados por importantes redes de pesquisa, as pessoas preocupadas com sua saúde também podem consultar o clínico geral, de preferência antes dos 60 anos de idade, para que seu risco de ter a doença seja avaliado. Considerando a sociedade como um todo, as iniciativas para elevar o grau de escolaridade e melhorar a qualidade da nutrição desde cedo, como as propostas pela Fundação Lucie e André Chagnon, merecem apoio.

ESTÁGIO 2:
sintomas leves, sem deterioração cognitiva mensurável

A prevenção secundária em pessoas que não têm doença de Alzheimer mas apresentam um risco mais elevado pode ser possível com mudanças em hábitos ligados aos fatores de risco,

CLASSIFICAÇÃO DE RISCO DE DEMÊNCIA

Fatores	Critérios	Total de pontos
IDADE NO INÍCIO DO ESTUDO	Menos de 47	0
	47 a 53	3
	Mais de 53	4
GRAU DE ESCOLARIDADE	10 anos ou mais	0
	7 a 9 anos	2
	0 a 6 anos	3
GÊNERO	Masculino	0
	Feminino	1
PRESSÃO SANGUÍNEA SISTÓLICA	140 mm ou menos	0
	140 mm ou mais	2
ÍNDICE DE MASSA CORPORAL	Menos de 30 kg/m^2	0
	Mais de 30 kg/m^2	2
COLESTEROL TOTAL	Menos de 6,5 mmol/L	0
	Mais de 6,5 mmol/L	2
ATIVIDADE FÍSICA	Ativo	0
	Sedentário	1

FIGURA 24   Fonte: Kivipelto *et al.*, 2006

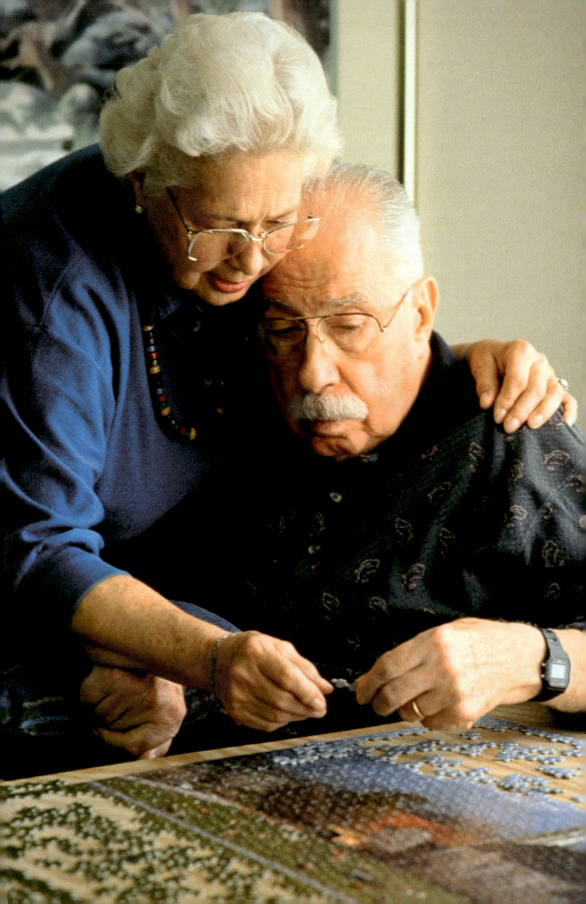

conforme foi descrito no parágrafo sobre tratamentos no estágio 1.

Curiosamente, os estudos no estágio 2 podem ter duração mais curta do que no estágio 1, como é o caso de uma pesquisa, conduzida pelo dr. Bruno Vellas em Toulouse, que comparou o uso de *Ginkgo biloba* e de placebo por cinco anos no estágio 2, em vez de sete anos no estágio anterior. Entretanto, deve-se enfatizar que o tratamento administrado nesse estudo não conseguiu retardar o início da doença de Alzheimer.

ESTÁGIO 3:
sintomas leves, com deterioração cognitiva mensurável, mas sem declínio funcional, ou com dificuldades cognitivas leves

As pessoas no estágio 3 têm sido objeto de muito interesse e investigação (Gauthier *et al.*, 2006). Vários ensaios clínicos comparando medicamentos com um placebo foram realizados, mas não obtiveram sucesso em reduzir os sintomas (como são sintomas leves, é difícil reduzi-los) ou em retardar a progressão para o estágio 4 (demência leve).

Devemos lembrar que as causas dos lapsos de memória ocasionais em pessoas nesse estágio podem ser muito diversas e coexistir: depressão, exaustão profissional, apneia do sono, deficiência de vitamina B_{12}, abuso de drogas, má nutrição, hipotireoidismo etc. O tratamento adequado, portanto, dependerá das causas dos sintomas.

Eliminando-se as outras causas possíveis para os lapsos de memória, pode-se confirmar a presença de doença de Alzheimer incipiente (veja o Capítulo 3, sobre diagnóstico). A recomendação preventiva descrita para os estágios 2 e 3 também se aplica aqui, com um acompanhamento mais estrito e um tratamento mais rigoroso de fatores de risco vascular, como diabetes, obesidade e colesterol alto.

Atualmente, não existem "remédios para a memória" para as pessoas no estágio 3, mas o treinamento cognitivo vem sendo testado, sendo os resultados obtidos em Montreal pela dra. Sylvie Belleville bastante animadores.

Uma combinação de treinamento cognitivo e atividade física supervisionada, ou "tratamento multidomínio", já está sendo testada em Toulouse.

ESTÁGIO 4:
demência leve

O diagnóstico da doença de Alzheimer em seus estágios iniciais deve ser discutido com o procurador e, se possível, com a pessoa afetada (veja o Capítulo 3, sobre diagnóstico). Recomenda-se consultar as associações de Alzheimer para se informar sobre a doença. A saúde geral do paciente (e do cuidador!) deve ser avaliada: é essencial garantir uma dieta adequada, fazer todo o possível para melhorar sua visão e audição, e controlar os fatores de risco vasculares (pressão sanguínea, diabetes, fibrilação atrial). Medicamentos com efeitos negativos sobre a memória, em particular aqueles prescritos para o controle da bexiga, devem ser eliminados.

Sintomas de depressão ocorrem com frequência e podem requerer tratamento com um antidepressivo que afete os níveis de serotonina (citalopram, sertralina) ou noradrenalina (venlafaxina). A resposta terapêutica geralmente é boa e rápida (entre duas e quatro semanas); prescrevem-se doses mais baixas do que aquelas indicadas para depressão nervosa em indivíduos mais jovens. O uso desses medicamentos costuma ser suspenso depois de seis a oito meses, já que as pessoas deixam de ter consciência de sua condição e seu humor melhora com o tempo. Entre os possíveis (embora raros) efeitos colaterais, estão sonolência ou agitação, perda de libido e tremor nas mãos.

Alterações cognitivas – memória, linguagem, orientação espacial, discernimento – requerem a administração de medicamentos que atuam diretamente sobre o nível de acetilcolina, o transmissor químico produzido pelo cérebro que nos possibilita acumular memórias e aprender coisas. Atualmente, há três desses medicamentos no mercado: donepezila, rivastigmina e galantamina.

Tais substâncias, conhecidas como "inibidores de colinesterase" (Figura 26), bloqueiam uma ou duas das enzimas que decompõem a acetilcolina do cérebro. A Figura 25 resume suas principais propriedades farmacológicas.

Diferenças nos índices de inibição de uma enzima (AChE) em comparação com a outra (BuChE) e a ativação de receptores nicotínicos não parecem estar associadas com variações significativas na eficácia clínica, pelo menos não ao longo de um período de seis a 12 meses. As doses máximas atuais são 10 mg/dia de donepezila, 12 mg/dia de ri-

PROPRIEDADES FARMACOLÓGICAS DOS INIBIDORES DE COLINESTERASE

	Donepezila	Rivastigmina	Galantamina
MEIA-VIDA	70 a 80 horas	0,6 a 2 horas	7 a 8 horas
DOSES MÁXIMAS ATUAIS	10 mg/dia	12 mg/dia por via oral ou 9,4 mg/dia por adesivo cutâneo	24 mg/dia
DOSAGEM	Uma vez ao dia	Duas vezes ao dia em cápsulas ou a cada 24 horas por adesivo cutâneo	Uma vez ao dia
ENZIMAS INIBIDAS	AChE	AChE e BuChE	AChE
AÇÃO SOBRE RECEPTORES NICOTÍNICOS	+	+	+++

AChE: acetilcolinesterase   BuChE: butirilcolinesterase

FIGURA 25

vastigmina por via oral, 9,4 mg/dia via adesivo transdérmico e 24mg/dia de galantamina. A resposta terapêutica varia: alguns melhoram visivelmente após oito a 12 semanas de tratamento, além de retomar *hobbies* ou tarefas cotidianas que haviam abandonado. No caso da maioria, porém, a situação é descrita pelos familiares como estável, às vezes com redução da ansiedade.

Os sintomas podem permanecer estáveis por um ou dois anos, ocorrendo após esse período um lento declínio. Outros pacientes, em torno de 30%, experimentam um rápido declínio da capacidade intelectual e funcional, independentemente do medicamento utilizado. Essas pessoas em geral são mais jovens, mais escolarizadas e do sexo feminino.

Os possíveis efeitos colaterais são listados na Figura 27 e variam pouco de um medicamento para outro. Felizmente, pode-se evitá-los em grande medida se o medicamento for tomado no café da manhã, aumentando-se a dosagem aos poucos. Com o adesivo transdérmico de rivastigmina, muitos desses efeitos colaterais são evitados, já que o medicamento não passa pelo estômago. Pode haver, no entanto, uma leve reação cutânea ao adesivo (vermelhidão e prurido). Se houver histórico recente de desmaio ou frequência cardíaca baixa (menos de 60 batimentos por minuto) sem causa aparente, o paciente é submetido a um eletrocardiograma antes de começar a tomar os remédios.

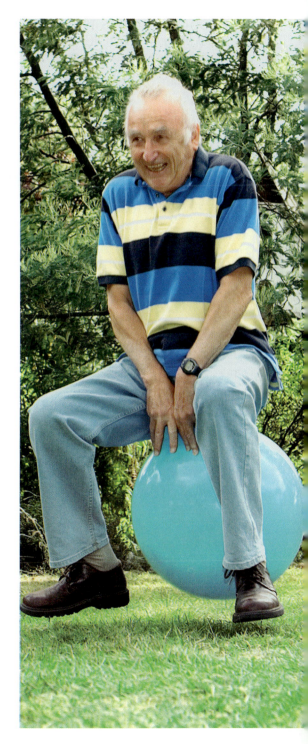

MODO DE AÇÃO DOS TRÊS PRINCIPAIS MEDICAMENTOS USADOS PARA TRATAR A DOENÇA DE ALZHEIMER

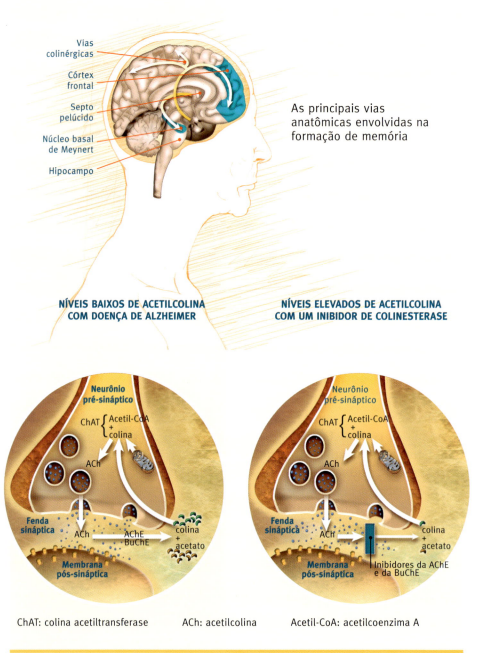

FIGURA 26

ESTÁGIOS 5 E 6:
demência moderada a grave

A abordagem terapêutica nessas fases da doença é similar à do estágio 4. Nunca é tarde demais para experimentar um medicamento que atue sobre a acetilcolina. Estudos indicam que o efeito terapêutico é mais facilmente observado nos estágios moderados porque há mais sintomas que podem ser aliviados e, sem tratamento, o declínio é mais rápido e, portanto, mais visível.

Para melhorar as habilidades intelectuais – em particular, a capacidade de se expressar verbalmente – e reduzir ou prevenir a agitação ou agressividade, pode-se prescrever memantina nesse estágio, com inibidores de acetilcolina. Esse medicamento atua sobre os receptores de glutamato – neurotransmissor envolvido em várias atividades no córtex cerebral, nas regiões diretamente associadas com a memória e o aprendizado. É tomado por via oral em uma ou duas doses, no máximo 20 mg/dia, e excretado pelos rins. Algumas pessoas têm um melhor resultado terapêutico com uma dose de 10 ou 15 mg/dia, mas ficam mais desorientadas ou agitadas com a dose máxima de 20 mg/dia.

O dr. Oscar Lopez, em Pittsburgh, demonstrou que um tratamento que combine um inibidor da acetilcolinesterase com memantina, em comparação com um tratamento somente com inibidor ou somente com memantina, postergou a necessidade de transferir o paciente para uma instituição de longa permanência. Em outras palavras, a combinação dessas duas classes de medicamentos retardou de maneira significativa a progressão dos sintomas para o nível observado em estágios avançados da doença de Alzheimer. Com frequência, remédios com efeitos complementares são combinados na prática médica para tratar, por exemplo, hipertensão, epilepsia, enxaquecas e diabetes.

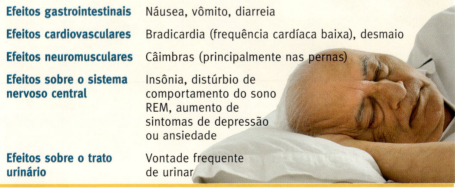

POSSÍVEIS EFEITOS COLATERAIS DOS INIBIDORES DE ACETILCOLINESTERASE

Efeitos gastrointestinais	Náusea, vômito, diarreia
Efeitos cardiovasculares	Bradicardia (frequência cardíaca baixa), desmaio
Efeitos neuromusculares	Câimbras (principalmente nas pernas)
Efeitos sobre o sistema nervoso central	Insônia, distúrbio de comportamento do sono REM, aumento de sintomas de depressão ou ansiedade
Efeitos sobre o trato urinário	Vontade frequente de urinar

FIGURA 27

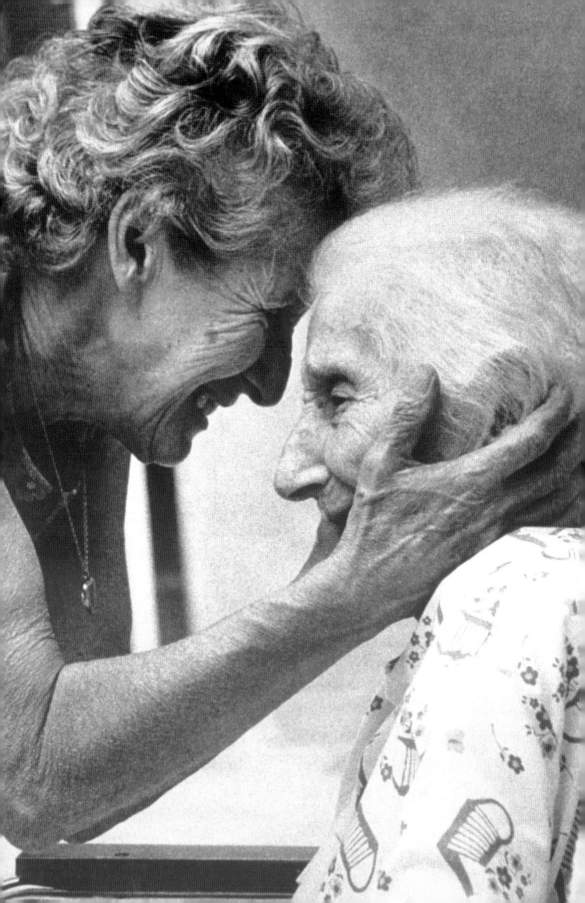

CAPÍTULO 5 – OS TRATAMENTOS ATUAIS DA DOENÇA DE ALZHEIMER

Os transtornos comportamentais aparecem ou se tornam mais visíveis nos estágios 5 e 6 da doença de Alzheimer: apatia, agressividade, irritabilidade e inquietação. O problema mais difícil para um cuidador é uma pessoa que não dorme à noite, não reconhece sua residência e seus familiares e quer "ir para casa". Antidepressivos como trazodona na hora de dormir às vezes ajudam, mas em muitos casos é preciso prescrever um medicamento antipsicótico como a risperidona.

Como os medicamentos antipsicóticos aumentam um pouco o risco de AVC ou até de morte, devem ser administrados em pequenas doses e somente quando não há outra opção. A situação deve ser reavaliada a cada três meses, já que os sintomas comportamentais tendem a melhorar por si sós depois de certo tempo.

Outras opções são oferecer aos cuidadores treinamento sobre transtornos comportamentais e mudanças que eles podem fazer no ambiente – aumentar a luminosidade, diminuir o nível de ruído ou mudar a hora do banho. A aromaterapia (em especial, o uso de lavanda) está se tornando popular na Inglaterra. Animais de estimação também parecem ajudar bastante os pacientes de Alzheimer, sobretudo gatos, que, como sabemos, não requerem tanta atenção do dono.

O declínio funcional se torna mais visível em cada estágio subsequente, e os portadores de Alzheimer que moram sozinhos necessitam cada vez mais de supervisão para garantir sua segurança, o que afeta familiares, amigos, vizinhos e a comunidade. Quem tem Alzheimer prefere ficar em casa sempre que possível, mas sua segurança e a de outros devem ser levadas em consideração.

Aqueles que moram com um companheiro têm mais sorte do que os que moram sozinhos, mas o cuidador fica muito cansado e precisa fazer uso de todos os recursos disponíveis: auxílio com o banho e com os cuidados domésticos, refeições entregues em domicílio, centros de cuidados diurnos, descansos temporários... Por fim, mas não menos importante, a decisão de colocar o paciente em um asilo deve ser discutida nos estágios 5 e 6, antes que o cuidador esteja totalmente exausto.

ESTÁGIO 7:
demência muito grave a estágio terminal

Nessa fase, alguns pacientes vivem em clínicas especializadas, mas às vezes, com muita ajuda, eles podem ser mantidos em casa. Ocorrem incontinência

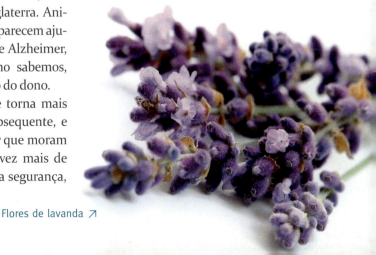

Flores de lavanda ↗

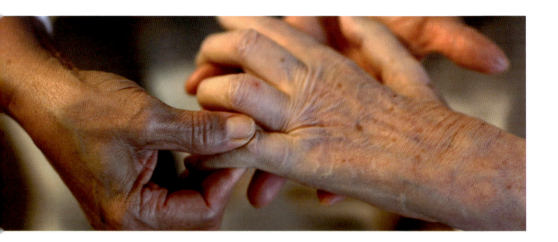

urinária e fecal, e as quedas repetidas requerem cadeira de rodas e, mais tarde, o confinamento à cama. A dificuldade de engolir acabará causando pneumonia.

Nesse estágio da doença de Alzheimer, os cuidados devem ser abordados de maneira cada vez mais paliativa, levando em conta os desejos expressados pelo paciente quando, em um estágio anterior, ele ainda era capaz de fazê-lo. Mais especificamente, não se administram medicamentos adicionais, exceto os necessários para o conforto, como o acetaminofeno para dor. Esse não é o momento de começar a alimentar a pessoa artificialmente por meio de tubos intravenosos ou sondas nasogástricas, que não aumentam a longevidade nem melhoram a qualidade de vida.

O tratamento a ser oferecido em caso de pneumonia deve ser discutido com o representante legal: isso pode significar não transferir o paciente para um hospital, mas, em vez disso, fornecer cuidados paliativos com oxigênio e morfina para permitir que ele morra com dignidade e sem dor.

Quando o paciente, ou seu procurador, expressou abertamente interesse em um exame patológico do cérebro para fins diagnósticos e de pesquisa, pode-se fazer um acordo prévio com um banco de cérebros – comuns nos Estados Unidos e na Europa, mas raros no Brasil. A grande referência nacional é o banco encefálico da Faculdade de Medicina da Universidade de São Paulo (FMUSP).

No Capítulo 9, abordaremos as decisões familiares mais importantes que têm de ser tomadas nos principais estágios de progressão da doença. Algumas são de caráter legal, ao passo que outras implicam a administração dos medicamentos prescritos neste capítulo. Ninguém deve tomá-las sozinho; certas decisões terão desdobramentos familiares, econômicos e legais significativos se não forem consideradas pelo paciente e por seus parentes próximos no momento oportuno.

Em resumo

Tratamentos atuais da doença de Alzheimer

A prevenção primária (antes do aparecimento de sintomas) oferece esperança para o futuro, já que leva em conta os fatores de risco e de prevenção. Provavelmente será mais fácil demonstrar a eficácia da prevenção secundária (sintomas sem comprometimento) por meio de estudos conduzidos em populações com risco conhecido.

A interrupção da progressão de distúrbios cognitivos leves como ligados à doença de Alzheimer (o estágio também chamado doença de Alzheimer prodrômica ou pré-demencial) será estudada intensamente nos próximos anos. Por enquanto, para as pessoas que se encontram nos estágios de demência leve a moderada, podem-se prescrever duas classes de medicamento que afetam a atividade dos neurotransmissores acetilcolina e glutamato. Os estágios avançados de demência requerem abordagem paliativa. Em cada fase da doença de Alzheimer, as pessoas devem ser capazes de manter sua dignidade e os cuidadores precisam receber todo o apoio que a sociedade possa lhes dar.

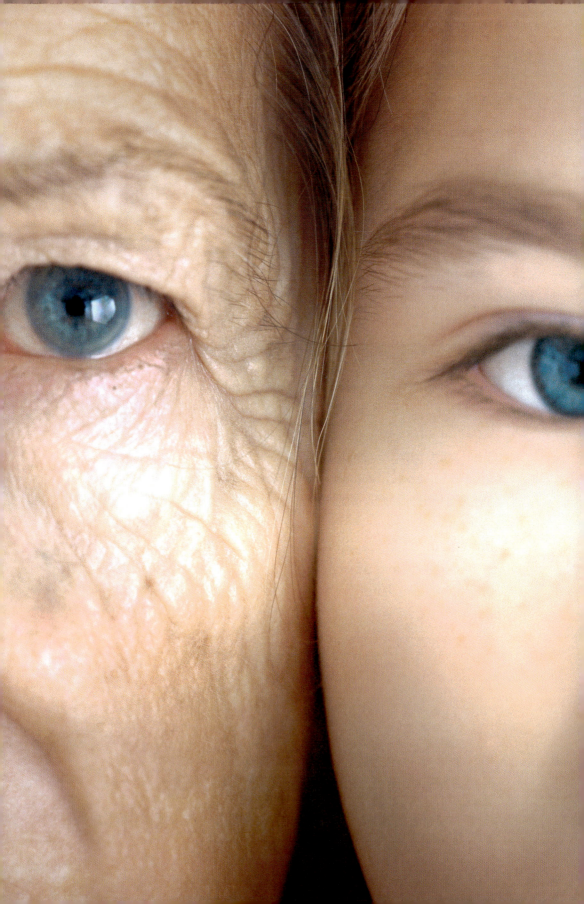

CAPÍTULO 6

Cem anos de pesquisa sobre as possíveis causas da doença de Alzheimer

Desde a descoberta original do professor Alzheimer há mais de cem anos, as pesquisas médicas avançaram de modo formidável, sobretudo nos últimos 20 anos. A análise sistemática da patologia do cérebro de Auguste Deter, a paciente que Alzheimer monitorou por vários anos, levou o professor a descobrir uma série de anomalias estruturais que, ainda hoje, são consideradas marcadores clássicos da doença.

Ele descreveu em detalhe os três principais biomarcadores da doença – hoje conhecidos como placas senis, novelos neurofibrilares e a perda maciça de neurônios. Ainda hoje, é a presença desses marcadores clássicos que confirma um diagnóstico definitivo de doença de Alzheimer durante a autópsia (Goedert e Spillantini, 2006).

Na época do professor Alzheimer, essas observações iniciais foram recebidas por seus colegas com uma boa dose de ceticismo. Hoje sabemos que essas anomalias no cérebro nem sempre resultam em demência, já que às vezes são encontradas alterações no cérebro de indivíduos que envelhecem normalmente. Tais alterações patológicas também podem ser concomitantes a outras anomalias em vários tipos muito raros de demência.

Nos cem anos que se passaram desde a descoberta do professor Alzheimer, inúmeras linhas de pesquisa foram exploradas para tentar determinar as causas prováveis da doença. Entre as variáveis que mais atraíram a atenção dos pesquisadores, destaca-se a idade dos indivíduos, que veio a ser considerada o principal fator de predisposição para a forma comum da doença. A demência ou doença de Alzheimer raramente é observada em pessoas com menos de 30 anos.

Nas décadas que se seguiram às observações iniciais do professor Alzheimer, descobriu-se que o grande grupo de pacientes com a doença incluía um subgrupo no qual a origem e transmissão familiar eram extremamente marcantes.

Por isso, hoje estimamos em 5% a proporção de pacientes de Alzheimer com o tipo "puramente familiar", enquanto os 95% restantes são considerados casos esporádicos, em geral chamados de "forma comum da doença". Precisamente por causa dessas observações preliminares, os cientistas em meados do século XX presumiram que um grande percentual dos pacientes com doença de Alzheimer talvez fosse vítima de um fator ambiental: vírus, neurotoxina, infecção bacteriana ou, ainda, disfunção na dieta.

Como veremos mais adiante neste capítulo, pesquisadores no mundo inteiro encontraram evidências científicas de que cada um desses fatores de risco de fato influencia um ou outro tipo de demência, mas não na doença de Alzheimer *per se*.

FATORES AMBIENTAIS

Esse foi o contexto que levou a comunidade científica a centrar esforços nos fatores ambientais durante a primeira metade do século XX. Nos anos 1950, na pequena cidade de Papua, na Nova Guiné, descobriu-se um grupo de pessoas que pareciam ter desenvolvido espontaneamente um mal que aparentava ser uma combinação de doença de Parkinson e Alzheimer. Essa doença, mais tarde chamada "kuru", era predominante na pequena tribo dos fores. Parecia ser transmitida de um indivíduo a outro por endocanibalismo, prática desde então banida que consistia em comer alguns órgãos de uma pessoa falecida em um gesto de respeito (Lindenbaum, 2008). Descobriu-se que essa enfermidade, kuru, pertencia à grande família de demências virais ligadas à doença de Creutzfeldt-Jakob; na sociedade ocidental, a mais conhecida delas é comumente chamada de "doença da vaca louca" (veja a Figura 28).

Hoje sabemos que o kuru, como a doença da vaca louca, é transmitido por um único vetor chamado príon. Trata-se de doença contagiosa ao extremo, para a qual não há tratamento; felizmente, ela quase desapareceu. Essas observações levaram cientistas do mundo inteiro a examinar praticamente todas as formas conhecidas de vírus no sangue, bem como o cérebro de pessoas portadoras de Alzheimer, mas nenhuma relação causal foi revelada por tais pesquisas. Hoje, é consenso científico internacional que a doença de Alzheimer não tem origem viral, embora alguns de seus sintomas lembrem os da doença de Creutzfeldt-Jakob.

Quando a hipótese viral foi deixada de lado, começaram a surgir os primeiros estudos epidemiológicos indicando que certos metais como ferro, cobre, manganês e até mesmo alumínio poderiam desencadear a doença de Alzheimer. Durante mais de 40 anos, em quase todas as partes do mundo surgiram evidências científicas de que o ferro e o alumínio poderiam ser considerados fatores de risco. Infelizmente, porém, para cada estudo confirmando esse tipo de relação, uma quantidade equivalente de evidências contrárias era obtida por várias equipes de pesquisa, indicando que esses metais pesados exercem pouca ou nenhuma influência na patologia da doença de Alzheimer.

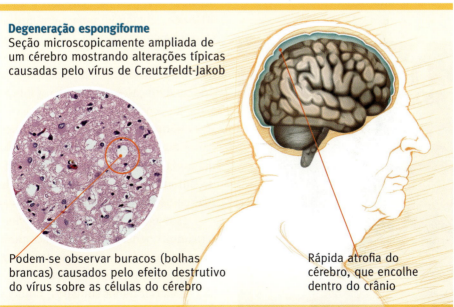

FIGURA 28

Foi somente em meados dos anos 1990, após uma série de congressos científicos internacionais, que os pesquisadores chegaram a um consenso global. Os estudos científicos baseados na teoria de que metais pesados – o alumínio em particular – tivessem relação com a doença de Alzheimer não foram confirmados – nem no início da enfermidade nem em sua progressão. Ainda hoje, ocasionalmente aparecem publicações propondo uma relação plausível entre esses metais e a doença, mas até o momento não foram apresentadas evidências científicas irrefutáveis.

Por todas essas razões, portanto, não há necessidade de se livrar de panelas de alumínio, parar de comer alimentos que vêm em latas de alumínio ou deixar de usar antiperspirantes (isso mesmo! – seu principal ingrediente é sal de alumínio).

Antes de abandonarmos a teoria de que uma substância no ambiente possa ser a causa da doença de Alzheimer, devemos mencionar a explosão de casos de demência grave nas províncias da costa atlântica do Canadá em meados dos anos 1980. Para surpresa de todos, surgiu de repente uma pequena epidemia de casos caracterizados por lapsos de memória e comprometimento cognitivo grave.

Em comum, todos os pacientes, nas horas e nos dias imediatamente anteriores, haviam comido mexilhões recém-pescados provenientes de uma região vizinha. As investigações revelaram que os mexilhões vinham de uma área de pesca específica, onde se descobriu uma proliferação anormal de algas denominadas diatomáceas. Essa linhagem de algas microscópicas havia contaminado os mexilhões pescados em toda a costa atlântica, liberando uma neurotoxina extremamente venenosa capaz de ir do estômago ao cérebro em poucas horas. A toxina se instalava no hipocampo, cuja principal função é coordenar a codificação e a decodificação de memórias em seres humanos. A toxina causou graves danos aos neurônios responsáveis pela memória e pelo aprendizado, provocando sintomas similares aos da doença de Alzheimer (Doble, 1995).

Desde então, as pesquisas concluíram que a doença de Alzheimer comum não é provocada por esse tipo de toxina, não havendo nenhuma substância capaz de causar danos similares. Embora os cientistas não tenham eliminado por

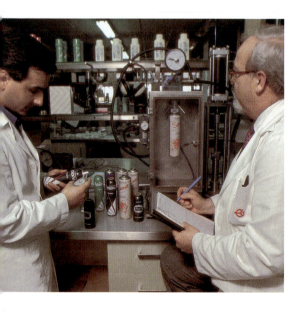

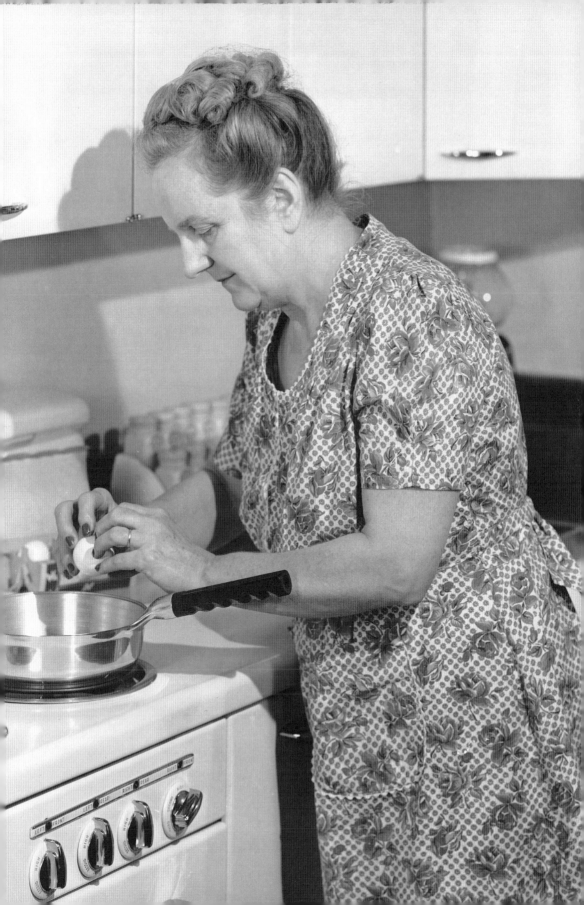

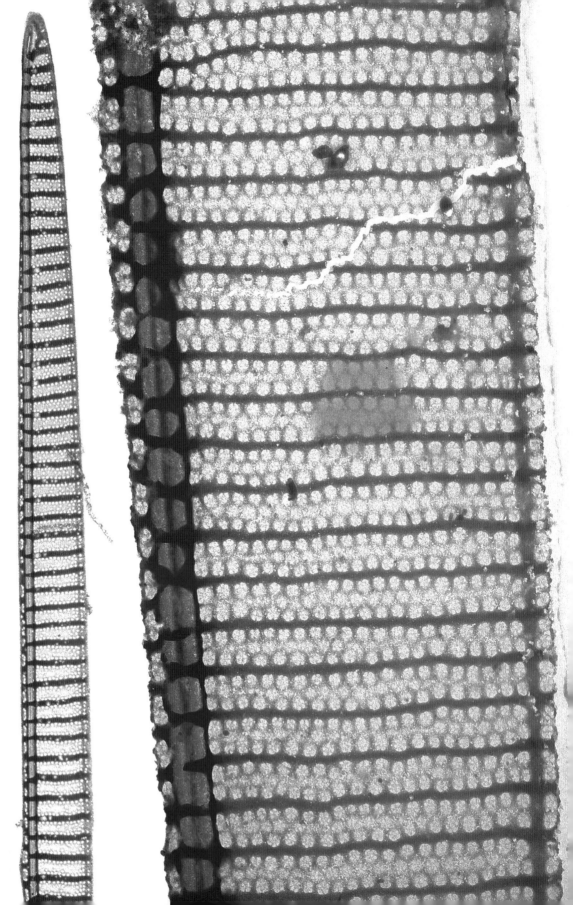

completo a noção de que algo no ambiente possa ser o único desencadeador do Alzheimer, os dados mais recentes parecem indicar que o que está em ação nessa doença neurodegenerativa é uma combinação de fatores genéticos e ambientais.

FATORES GENÉTICOS

Os resultados dessas pesquisas, portanto, nos levam a considerar o papel que o histórico familiar pode exercer no início da forma comum ou na forma esporádica da doença de Alzheimer. Já mencionamos que existe um subgrupo que é puramente genético e representa em torno de 5% de todos os casos conhecidos de doença de Alzheimer (Figura 29). Nessas famílias, a enfermidade é passada de geração em geração de maneira "dominante"; em outras palavras, cada filho tem uma chance em duas de ter a doença, algo que vem ocorrendo há séculos. Nos anos 1960, descobriu-se que não só há tipos puramente familiares de doença de Alzheimer transmitidos de geração em geração, como parece haver uma predisposição genética que também é passada para os descendentes. De fato, vem ganhando força a ideia de que, possivelmente, é o risco de desenvolver a doença em sua forma comum (e não a doença propriamente dita) que é passado de geração em geração. Nesse modelo, um fator de risco genético transmitido no interior da família e a exposição a certos fatores ambientais (obesidade, colesterol alto etc.), juntos, poderiam ativar o processo patológico que finalmente resultaria no Alzheimer. Essa hipótese etiológica é chamada "ecogenética". Por meio de estudos de grupos de gêmeos fraternos e idênticos, os pesquisadores conseguiram medir com precisão até que ponto a genética é determinante na forma comum da doença de Alzheimer.

Até o início dos anos 1990, pensava-se que a contribuição genética para a doença de Alzheimer estivesse entre 25% e 80% do risco possível (Figura 29). Desde 2000, essa série de estudos em grande escala, dos quais participaram milhares de pares de gêmeos, permitiu determinar que o risco genético é da or-

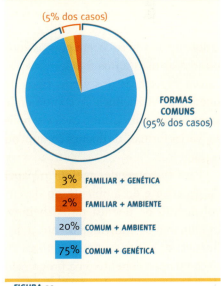

AS VÁRIAS FORMAS DA DOENÇA DE ALZHEIMER

(5% dos casos)

FORMAS COMUNS (95% dos casos)

3% FAMILIAR + GENÉTICA
2% FAMILIAR + AMBIENTE
20% COMUM + AMBIENTE
75% COMUM + GENÉTICA

FIGURA 29

↖ Visão em duas escalas diferentes das diatomáceas do gênero *Pseudo-nitzschia*, responsáveis por casos de demência nas províncias da costa atlântica do Canadá em meados dos anos 1980

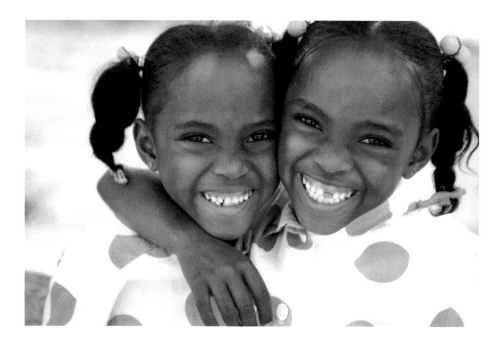

dem de 75% a 80% (Gatz *et al.*, 2006). Hoje, está claro que, embora estejamos falando da forma comum da doença, e não da familiar, a genética ainda exerce papel decisivo. Estudando a interação entre predisposição genética e um ambiente de alto risco, em poucos anos estaremos mais aptos a determinar as causas específicas dos vários tipos de doença de Alzheimer. A comunidade científica está discutindo cada vez mais as "várias formas" da doença comum ou esporádica.

Para compreender melhor o papel da genética e do ambiente no desenvolvimento da doença de Alzheimer, examinaremos individualmente a influência de cada um desses fatores de risco no aparecimento e na progressão da doença em seus vários estágios.

GENÉTICA E A FORMA COMUM DE DOENÇA DE ALZHEIMER

Conforme vimos brevemente na seção anterior, a doença de Alzheimer está subdividida em dois tipos principais e muito distintos: as formas chamadas "puramente familiares", que passam de geração para geração e afetam 50% dos filhos; e a forma comum, que atinge a população de modo mais ou menos aleatório.

As pessoas afetadas por uma forma puramente familiar transmitem a 50% dos descendentes em dada geração o gene que causa a doença, não havendo maneira de impedi-la ou evitá-la. Em geral, essas formas familiares genéticas são mais agressivas e progridem com rapidez. A forma familiar de início preco-

CAPÍTULO 6 – CEM ANOS DE PESQUISA SOBRE AS POSSÍVEIS CAUSAS DA DOENÇA DE ALZHEIMER

ce aparece em indivíduos relativamente jovens: costuma surgir entre os 30 e os 55 anos de idade. Há também uma forma familiar transmitida geneticamente que aparece após os 65 anos. Esta, um pouco mais comum, corresponde a não mais de 3% a 4% dos casos de doença de Alzheimer no Ocidente. Ao contrário da forma familiar de início precoce, os cientistas ainda não descobriram os genes ou causas formais associados com esse subgrupo de pacientes. No entanto, identificaram uma série de fatores de risco genéticos similares aos fatores de risco em geral ligados às doenças cardiovasculares. Examinaremos tais fatores vasculares em mais detalhe na seção sobre a forma comum da doença de Alzheimer.

Quanto à forma familiar de início precoce, nos últimos 20 anos vários grupos de pesquisadores, alguns deles no Canadá e na França, descobriram três genes defeituosos nos cromossomos 1, 14 e 21 (St. George-Hyslop, 2000) (Figura 30). Um paciente nascido com uma dessas anomalias genéticas (perda ou ganho de material genético) não tem como escapar dessa bomba-relógio, pois esses genes são realmente responsáveis por causar a doença, e não apenas fatores que aumentam o risco. Nas duas últimas décadas, a descoberta dessas causas genéticas da doença de Alzheimer nos permitiu entender melhor o processo patológico e biológico que age no desenvolvimento de sua forma mais extrema e agressiva. Por outro lado, é preciso compreender que essa pesquisa científica fundamental se aplica apenas a pacientes com essa for-

GENES ENVOLVIDOS NA FORMA FAMILIAR DA DOENÇA DE ALZHEIMER

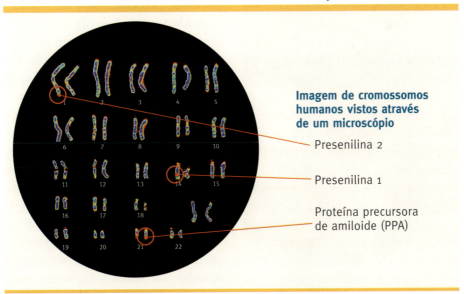

Imagem de cromossomos humanos vistos através de um microscópio
— Presenilina 2
— Presenilina 1
— Proteína precursora de amiloide (PPA)

FIGURA 30

87

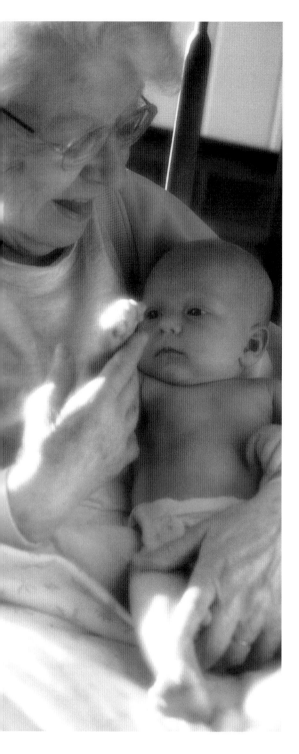

ma da doença. A forma comum, também chamada "esporádica", progride de maneira relativamente distinta e está associada a diferentes fatores de risco genéticos, em comparação com a forma marcadamente familiar e agressiva.

Portanto, podem-se identificar dois tipos distintos de doença de Alzheimer, com sintomas similares, mas várias diferenças importantes. Dito isso, claro está que a maneira como o cérebro reage à perda de células neuronais ligadas à memória e ao aprendizado é muito similar em ambas as formas da doença. Essa observação permite-nos vislumbrar novos métodos terapêuticos e novos medicamentos que não poderiam ter sido desenvolvidos não fosse pelas descobertas feitas estudando-se portadores da forma familiar agressiva da doença. Ao analisá-los, aprendemos que as "placas senis" descritas pelo professor Alzheimer são, na verdade, o resíduo acumulado de uma molécula que hoje chamamos de proteína precursora de amiloide (PPA), uma das substâncias diretamente envolvidas na forma familiar agressiva de início precoce. Essa proteína, que, por meio de um processo complicado, fragmenta-se com o passar do tempo, gradualmente passa a ter propriedades tóxicas para o cérebro (veja a Figura 31). Os fragmentos de proteína amiloide se polimerizam lentamente, de modo similar ao poliuretano no plástico, acumulando-se no cérebro por anos e até mesmo décadas. Na maioria das vezes, essas massas se formam antes de aparecerem

CAPÍTULO 6 – CEM ANOS DE PESQUISA SOBRE AS POSSÍVEIS CAUSAS DA DOENÇA DE ALZHEIMER

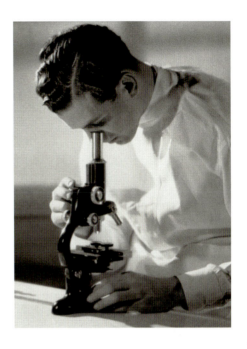

os sintomas iniciais da doença. Pouco a pouco, um cérebro exposto a esses resíduos une as moléculas tóxicas em grandes aglomerados compactos, que o professor Alzheimer descreveu como placas senis mais ou menos esféricas.

Nos últimos anos, os pesquisadores também descobriram que, aparentemente, o problema é não tanto a polimerização dessa proteína tóxica, e sim a produção excessiva de fragmentos amiloides tóxicos. Acredita-se que essa produção excessiva seja a causa da morte das células cerebrais ligadas às anomalias genéticas descobertas nos três genes familiares mencionados anteriormente, ou seja, os genes para a proteína precursora de amiloide, presenilina 1 e presenilina 2 (Figura 32).

No entanto, o mecanismo preciso por meio do qual a proteína amiloide pode envenenar células cerebrais continua um tanto vago. Por muito tempo, acreditou-se que as grandes esferas amiloides fossem a fonte dessa toxicidade. Porém, descobertas científicas recentes indicam que a produção de placas amiloides pelo cérebro é, com efeito, um mecanismo de autodefesa. Na realidade, o cérebro, usando um mecanismo de defesa, tenta isolar

FORMAÇÃO DE PLACAS AMILOIDES

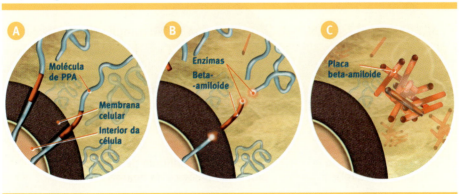

FIGURA 31

PRESENILINA E PROTEÍNA PRECURSORA DE AMILOIDE (PPA) NA MEMBRANA CELULAR

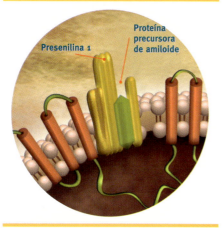

FIGURA 32

e imobilizar os depósitos amiloides a fim de torná-los inofensivos pelo maior tempo possível. Assim, essa nova maneira de interpretar a fisiopatologia da doença rejeita a ideia de que essas placas tão discutidas sejam a principal causa da enfermidade.

Inúmeras equipes de pesquisa no mundo todo estão tentando determinar se a proteína amiloide, ou alguns de seus fragmentos, poderia, na verdade, não ser a responsável pela morte celular. De acordo com essa hipótese, as esferas amiloides espalhadas pelo cérebro de pacientes com doença de Alzheimer, bem como de indivíduos idosos sem distúrbios graves de memória, não seriam propriamente responsáveis pela morte celular.

No relatório preliminar do professor Alzheimer, há um comentário sobre o possível papel dos novelos neurofibrilares. Em praticamente todas as partes do cérebro de portadores de Alzheimer encontra-se grande quantidade de novelos neurofibrilares. Estudos genéticos recentes realizados na Europa e na América do Norte resultaram na iden-

DESINTEGRAÇÃO DE MICROTÚBULOS NEURONAIS E POLIMERIZAÇÃO DA PROTEÍNA TAU FOSFORILADA

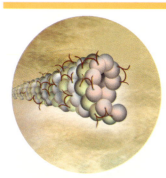
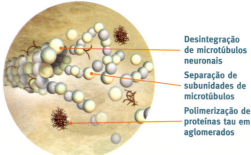

FIGURA 33

CAPÍTULO 6 – CEM ANOS DE PESQUISA SOBRE AS POSSÍVEIS CAUSAS DA DOENÇA DE ALZHEIMER

OS 25 GENES MAIS IMPORTANTES IDENTIFICADOS ATÉ AGORA COMO FATORES DE RISCO NA DOENÇA DE ALZHEIMER

Classificação	Abreviação	Nome do gene	Patologias associadas
1	APOE E_4	Apolipoproteína E	Risco de doença cardiovascular/colesterol
2	APOJ	Apolipoproteína J	Risco de doença cardiovascular/colesterol
3	PICALM	Proteína de síntese de clatrina ligada ao fosfatidilinositol	Câncer
4	$EXOC_3L2$	Proteína homóloga tipo 2 associada com o complexo exocitose tipo 3	Desconhecidas
5	BIN_1	Integrador de ponte 1	Câncer/miopatias
6	CR_3	Receptor de complemento tipo 1	Doenças imunológicas
7	$LDLR_{11}$	Receptor de LDL 11	Risco de doença cardiovascular/colesterol
8	$GWA_{14}Q_{32.13}$	Desconhecido	Desconhecidas
9	TNK_1	Tirosina cinase (tipo 1)	Desenvolvimento embrionário
10	IL8	Interleucina 8	Doenças inflamatórias
11	LDLR	Receptor de LDL	Risco de doença cardiovascular/colesterol
12	CST_3	Cistatina C	Risco de doença cardiovascular/colesterol
13	$hCG_{2039140}$	$hCG_{2039140}$	Desconhecidas
14	$CHRNB_2$	Receptor nicotínico beta-2	Epilepsia
15	$SORCS_1$	Receptor para proteína-triagem vacuolar tipo 10	Câncer/doença cardiovascular
16	TNF	Fator de necrose tumoral	Doenças inflamatórias/câncer
17	CCR_2	Receptor de quimiocina 2	Doenças inflamatórias
18	ACE	Enzima conversora da angiotensina	Doença cardiovascular/hipertensão
19	$DAPK_1$	Proteína cinase associada com morte celular tipo 1	Câncer/desenvolvimento embrionário
20	GAB_2	Proteína tipo 2 associada a peptide conjugado tipo 2 em receptor do fator de crescimento	Câncer/desenvolvimento embrionário
21	TF	Transferrina	Formação de células do sangue
22	$PCDH_{11}X$	Desconhecido	Desconhecidas
23	MTHFR	Metilenotetra-hidrofolato redutase	Câncer
24	LOC_{651924}	Desconhecido	Desconhecidas
25	OTC	Ornitina transcarbamilase	Anormalidades neurológicas múltiplas

FIGURA 34

tificação, para além de qualquer dúvida, de anomalias na proteína tau, que, como a amiloide, também tende a se polimerizar e a formar faixas compridas dentro dos neurônios do cérebro. Esses aglomerados de proteína tau polimerizada são chamados novelos neurofibrilares. A função normal da tau é manter a integridade (o formato) da estrutura do citoesqueleto dos neurônios. Demonstrou-se que esse componente estrutural se deteriora gradativamente com o passar do tempo, à medida que a proteína tau é removida da arquitetura interna da célula e passa a se concentrar nos novelos neurofibrilares.

Entretanto, deve-se observar que essas formas familiares da doença, caracterizadas por anomalias no gene que codifica a proteína tau, resultam em um tipo de demência chamado frontotemporal, em oposição à forma comum da doença de Alzheimer. De fato, essas são duas doenças completamente diferentes uma da outra, embora apresentem certos sintomas em comum, incluindo a perda de memória e uma deterioração gradual da capacidade de discernimento. Assim como as formas de doença de Alzheimer de início precoce, a forma genética de demência frontotemporal é bem rara no Ocidente.

Isso nos leva ao maior grupo de pessoas com doença de Alzheimer – a forma esporádica, que representa mais de 95% de todos os casos relatados no mundo. Até agora, os cientistas não conseguiram identificar um gene responsável pela forma comum ou esporádica da doença. No entanto, nossa equipe de pesquisa e várias outras em todo o mundo detectaram centenas de genes diferentes com

APOLIPOPROTEÍNA E: TRANSPORTADORA DE COLESTEROL E LIPÍDIOS NO CÉREBRO

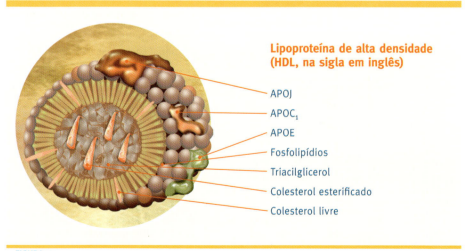

FIGURA 35

variações genéticas comumente encontradas em populações norte-americanas e europeias (Figura 34). A presença dessas anomalias genéticas aumenta de maneira significativa o risco de o indivíduo desenvolver doença de Alzheimer. Algumas pessoas têm apenas um fator de risco, ao passo que outras reúnem uma combinação de vários.

Observemos atentamente os quatro principais genes que foram identificados e associados com a forma comum da doença de Alzheimer. Essas variações genéticas são hoje vistas como os principais fatores ao determinar o grau de risco genético para a doença.

O primeiro gene, e sem dúvida o mais importante a ter sido descoberto, é o fator de risco chamado apolipoproteína E tipo 4. Descoberto por uma equipe de pesquisadores na Carolina do Norte em pacientes com a forma familiar da doença, ele foi identificado de maneira independente e no mesmo período por uma equipe de Montreal como o principal fator de risco presente na forma "comum" da doença de Alzheimer (Poirier *et al.*, 1993). Essa descoberta, que se mostraria crucial em anos posteriores, foi recebida com certa dose de ceticismo pela comunidade científica da época. Quando o relatório foi publicado, já se sabia que a apolipoproteína E4 (APOE4) tinha papel importante no sistema cardiovascular, transportando e liberando colesterol no sangue (Figura 35).

Na época, alguns pesquisadores tiveram dificuldade de imaginar como um

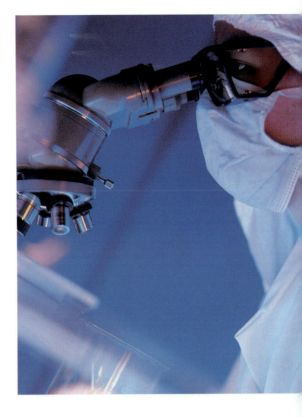

transportador de colesterol no sangue poderia influenciar tanto uma doença que parecia estar quase exclusivamente limitada ao cérebro. Nos meses seguintes, porém, a situação ficou mais clara e a descoberta fez sentido quando se soube que o cérebro contém mais colesterol do que qualquer outro órgão no corpo. Nos anos subsequentes, nossa equipe descobriu que o número de cópias do gene APOE4 defeituoso que um indivíduo herda de seus pais ao nascer tem impacto significativo na idade em que a doença de Alzheimer aparece e na velocidade com que progride. Desse modo, a equipe de Montreal determinou com

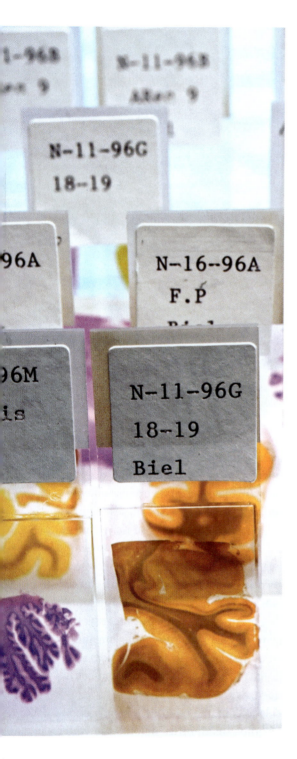

Lâminas de cérebro preparadas para exame

precisão que as pessoas com duas cópias do APOE4 (uma cópia de cada progenitor) têm mais de 90% de risco de desenvolver doença de Alzheimer. Além disso, em comparação com as pessoas que são acometidas dela mas não têm o gene APOE4, nos indivíduos nascidos com duas cópias do gene APOE4 a enfermidade em geral aparece entre os 62 e os 68 anos de idade. Nos últimos anos, os pesquisadores descobriram que idosos com comprometimento cognitivo leve que, infelizmente, têm duas cópias do gene APOE4 verão sua capacidade cognitiva se deteriorar muito depressa, causando o início da doença de Alzheimer na faixa dos 60 anos, e não por volta dos 75, que seria o mais comum.

Em outras palavras, embora o gene apolipoproteína E4 não seja a causa formal da doença de Alzheimer esporádica, tem um impacto muito significativo sobre a idade em que a enfermidade aparece e a velocidade com que progride (Leduc *et al.*, 2010).

Do ponto de vista biológico, os cientistas também descobriram que a própria natureza do gene apolipoproteína E herdado de nossos pais afeta a velocidade com que nosso cérebro acumulará as placas senis – aspecto tão fundamental da patologia originalmente descrita pelo professor Alzheimer.

Entre os genes que têm sido foco de interesse crescente nos últimos anos, deve-se observar que em 2009 a companheira biológica da apolipoproteína E, chamada apolipoproteína J, tornou-se oficialmente o segundo desses novos

Novelos neurofibrilares característicos da doença de Alzheimer

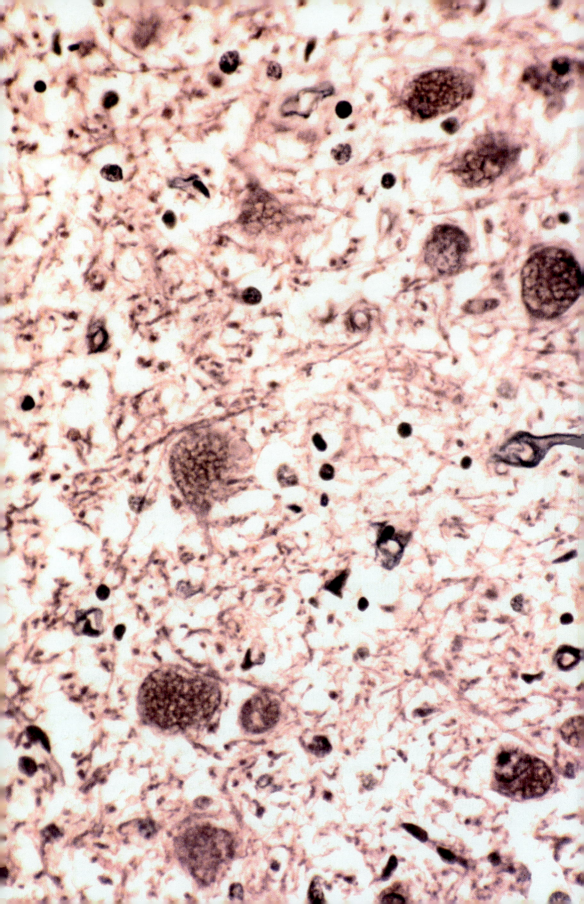

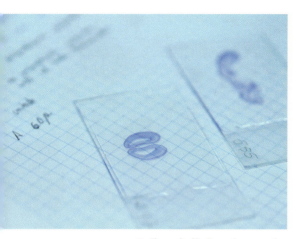

↖ Close de lâminas de pesquisa

fatores de risco para a doença de Alzheimer "esporádica" (Lambert *et al.*, 2009). Essa importante descoberta, feita por um grupo de cientistas do Instituto Pasteur em Lille, na França, levou à identificação de um terceiro personagem que é parte igualmente importante e integral do nosso sistema imunológico. Esse gene, chamado "receptor de complemento tipo 1" (CR1), torna o cérebro mais apto a conter danos colaterais causados pela ativação excessiva do sistema imunológico diante da deterioração cerebral provocada pelo processo normal de envelhecimento ou causada por uma doença neurodegenerativa ou um AVC.

Por fim, há o gene butirilcolinesterase, cuja proteína normalmente gerencia de modo muito eficaz a produção e a deterioração de certos neurotransmissores envolvidos na memória e no aprendizado. Sabe-se que, na maioria das sociedades desenvolvidas, aproximadamente 4% das pessoas são portadoras de uma variação genética chamada "K", batizada em homenagem ao professor Werner Kalow, da Universidade de Toronto, no Canadá. Entretanto, mais de 30% dos indivíduos com doença de Alzheimer esporádica parecem ter essa variante anômala.

Eessa anomalia acelera o início da doença de Alzheimer em pessoas com comprometimento cognitivo leve e, assim como ocorre com o gene APOE4, a presença da variante K estimula o acúmulo de placas amiloides no cérebro. Essa variante também tem um grande impacto na rapidez com que progridem as várias formas de demência, como a de Alzheimer, a dos corpos de Lewy e a de Parkinson. Em suma, demonstrou-se que a variante anômala K do gene butirilcolinesterase, embora não seja um agente causador da doença, afeta a transição para a doença de Alzheimer e sua progressão.

Recentemente, nossa equipe em Montreal e outros grupos de pesquisa na Europa e nos Estados Unidos descobriram que a variante K do gene butirilcolinesterase tem um efeito negativo considerável sobre a resposta terapêutica a medicamentos comumente usados para tratar a doença de Alzheimer. Em outras palavras, os pacientes com a variante K apresentam apenas resposta moderada a certos remédios usados para combater a demência, ao passo que os pacientes sem essa variante apresentam uma resposta terapêutica marcadamente melhor quando tratados com outros agentes antidemência.

CAPÍTULO 6 – CEM ANOS DE PESQUISA SOBRE AS POSSÍVEIS CAUSAS DA DOENÇA DE ALZHEIMER

Como vimos, há várias centenas de genes com variações genéticas que foram associadas, direta ou indiretamente, com o risco de ter doença de Alzheimer. Mas, ao contrário do APOJ, do butirilcolinesterase e do receptor de complemento tipo 1, as relações entre esses genes defeituosos e a forma comum da doença não se reproduziram de maneira convincente em cada população humana estudada no mundo – o que indica que, em cada sociedade, há um grande número de fatores de risco genéticos em ação. Eles ocorrem em combinações específicas que podem ser exclusivas de determinados grupos étnicos ou agrupamentos.

Os maiores laboratórios genéticos vêm realizando trabalhos de pesquisa para combinar amostras genéticas. Na última década, os resultados das observações anuais foram compilados no mundo inteiro. O objetivo é acumular dezenas de milhares de amostras a fim de criar o melhor teste genético possível; esse poderia ser o primeiro teste genético capaz de determinar, com um grau de precisão até então inalcançado, o nível de risco que uma pessoa tem, ao nascer, de mais tarde vir a desenvolver doença de Alzheimer.

CONSIDERAÇÕES ÉTICAS E GENÉTICA

Nas palestras dadas por um ou outro autor deste livro ao longo dos anos, muitas vezes nos perguntam sobre testes genéticos para as formas familiar e esporádica da doença de Alzheimer. No caso de testes genéticos associados com as formas familiar agressiva e de início precoce, há centros especializados no Canadá, nos Estados Unidos e na Europa que podem realizá-los como parte de projetos de pesquisa de longo prazo. No entanto, como com todos os testes genéticos para enfermidades fatais, nós desencorajamos firmemente que estes sejam realizados se o paciente não estiver sob estrita supervisão de médicos especialistas na doença e um psicólogo capacitado em aconselhamento genético. A situação seria deveras diferente se tivéssemos um tratamento eficaz que pudesse impedir a doença ou mesmo preveni-la.

Quanto à forma esporádica da doença e ao teste para os genes APOE, butirilcolinesterase, APOJ e receptor de complemento tipo 1, desencorajamos o teste com ainda mais veemência. Não recomendamos o uso desses testes fora de um ambiente de pesquisa médica controlado. Mesmo nessa situação, é

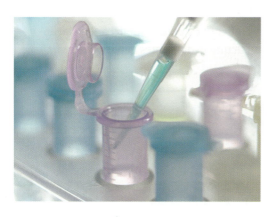

97

bem provável que os pesquisadores escolham não divulgar os resultados aos participantes. As razões são muitas e bastante simples. A primeira é de natureza ética: os resultados de um teste biológico não podem ser divulgados se este não for pelo menos 99% preciso. Mas, como vimos com o APOE4, em que os portadores de duas cópias desse gene têm um risco em torno de 90%, isso significa que há uma margem de erro de aproximadamente 10% no diagnóstico da doença de Alzheimer. Essa situação também se aplica a testes biológicos que medem o nível de amiloides no cérebro e de proteína tau em circulação. Embora os primeiros resultados científicos sejam animadores na abordagem diagnóstica, esses marcadores biológicos não podem ser usados na prática médica cotidiana enquanto a especificidade e a precisão dos testes em grandes grupos de pacientes no mundo inteiro não tiverem sido validadas por completo.

O segundo aspecto ético já foi discutido: a inexistência de um tratamento curativo ou preventivo para a doença. Em termos simples, isso seria mais ou menos como condenar uma pessoa inocente à morte sem que ela pudesse escapar de seu destino. O terceiro argumento contra o uso de testes genéticos (ou testes biológicos experimentais) para diagnosticar a doença de Alzheimer no momento é de ordem jurídica. Em geral, com exceção dos Estados Unidos, na maioria dos países não há leis que combatam a discriminação genética. No Brasil, dois projetos de lei, o PL 4.610/1998 e o PL 4.900/1999, tramitam há anos no Congresso. Obviamente, as informações genéticas não só devem ser protegidas de todas as formas de manipulação, como empregadores, seguradoras e até mesmo governos não devem usá-las para fins de discriminação, seja positiva ou negativa. Boa parte dos países ainda tem um longo caminho a percorrer nesse sentido.

Por essas razões (e várias outras), portanto, nos opomos formalmente ao uso de testes genéticos parciais em grande escala no que se refere à doença de Alzheimer. A situação provavelmente será outra em cinco ou dez anos, quando os medicamentos concebidos para tratar subgrupos distintos de pacientes de Alzheimer estiverem disponíveis. Até lá, esperamos ver avanços significativos com respeito à legislação e à acurácia dos testes genéticos.

Em resumo

Cem anos de pesquisa sobre as possíveis causas da doença de Alzheimer

De acordo com estudos feitos com gêmeos, a contribuição da genética para a doença de Alzheimer é de 70% a 80%. Ao contrário de outras formas de demência, metais ou vírus não exercem nenhum papel na etiologia da doença. Há uma forma familiar agressiva da enfermidade que aparece em pessoas mais jovens e para a qual três genes foram identificados como responsáveis. O principal gene envolvido na forma comum da doença de Alzheimer é chamado apolipoproteína E, essencial para o transporte de colesterol e de lipídeos no sangue e no cérebro dos humanos. Entre os outros fatores genéticos associados à doença de Alzheimer, também está uma quantidade significativa de proteínas que atuam na regulação do colesterol e dos lipídios.

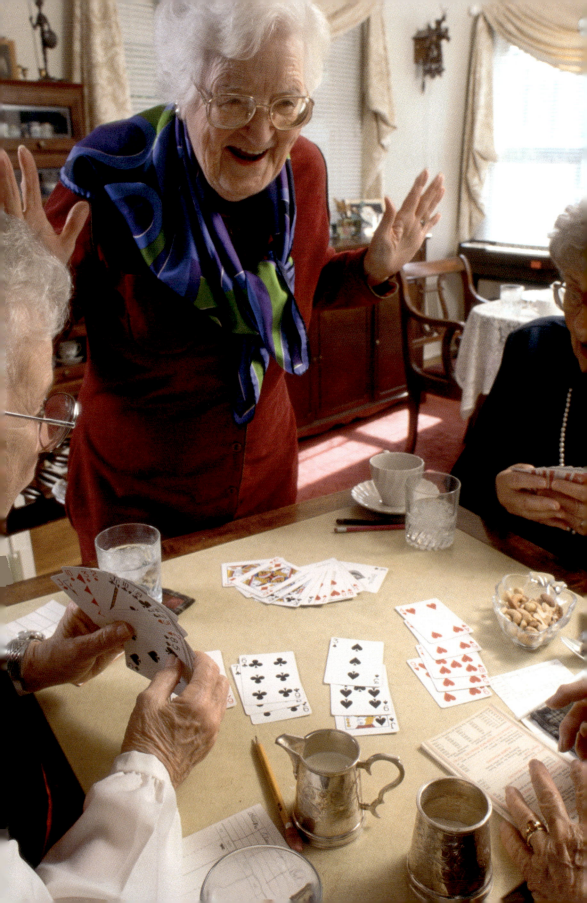

CAPÍTULO 7

Fatores de risco e de proteção na vida cotidiana

Por várias décadas, pesquisadores usaram ferramentas epidemiológicas para identificar, em grandes faixas da população humana, fatores intrínsecos ou ambientais específicos de dado grupo e propensos a aumentar ou diminuir o risco de desenvolver doença de Alzheimer. O mais importante desses fatores de risco encontrados em todas as grandes sociedades do mundo é, sem dúvida, a idade do indivíduo. Em seguida, vem o que geralmente é chamado de histórico familiar. Por exemplo, há mais de 30 anos sabe-se que uma pessoa com um dos pais ou avós que tem ou teve doença de Alzheimer automaticamente tem o dobro do risco de também vir a ser acometido por ela (Breitner e Folstein, 1984). A razão é muito simples,

como já vimos: genes defeituosos são diretamente responsáveis pelas formas puramente familiares, ao passo que os fatores de risco genéticos respondem diretamente pelo aumento significativo no nível de risco de ter a forma comum da doença de Alzheimer. A grande família de fatores de risco para esse mal (Castellani *et al.*, 2010) também inclui:

- histórico familiar de Síndrome de Down;
- histórico pessoal de pressão alta não tratada quando o indivíduo está na faixa dos 40 ou 50 anos;
- histórico pessoal de colesterol alto no sangue, também quando o indivíduo está na faixa dos 40 ou 50 anos;
- histórico pessoal de diabetes ou síndrome metabólica;

- histórico pessoal de obesidade com ou sem apneia;
- menos de 12 anos de escolaridade;
- histórico de um ou mais ferimentos na cabeça.

Vários desses fatores de risco também estão fortemente associados com o risco de doença cardiovascular. Na maioria dos casos, ao que parece, o uso de medicamentos ou dietas específicas reduz significativamente o risco ligado à doença de Alzheimer.

Na opinião de muitos cientistas, a própria natureza desses fatores de risco para doença cardiovascular e de Alzheimer explicaria, em parte, o desequilíbrio observado na prevalência da enfermidade em homens e mulheres. Como vimos, dois terços dos que têm Alzheimer são mulheres, ao passo que dois terços dos portadores de doença cardiovascular são homens. Pesquisas recentes indicam que, embora diversos fatores de risco estejam associados com ambas as doenças, o sistema cardiovascular é afetado sobretudo em homens na faixa dos 40 e 50 anos, enquanto as mulheres atravessam esse período de risco cardiovascular com mais tranquilidade – devido, em parte, à presença de estrogênio e hormônios relacionados. Daí decorre que uma segunda doença sensível aos mesmos fatores de risco está à espera das mulheres entre 65 e 75 anos. Há menos homens nessa etapa da vida pela simples razão de que uma boa porção de homens com fatores de risco já morreu de doença cardiovascular nas décadas anteriores.

A boa notícia é que, usando ferramentas de tratamento comumente prescritas para doença cardiovascular, os fatores de risco para ambas as doenças podem ser controlados de maneira proativa, reduzindo, assim, o papel dos fatores de risco cardiovascular em pessoas com propensão a ter doença de Alzheimer no futuro. Não é só uma questão de tomar medicamentos, mas de adotar medidas simples como praticar atividade física duas ou três vezes por semana e seguir uma alimentação saudável, com pouca gordura animal, rica em gordura insaturada, como a encontrada no peixe, e em fibras e vegetais – como a dieta mediterrânea. Posteriormente discutiremos em mais detalhe as dietas e os fatores de proteção já validados por pesquisas científicas.

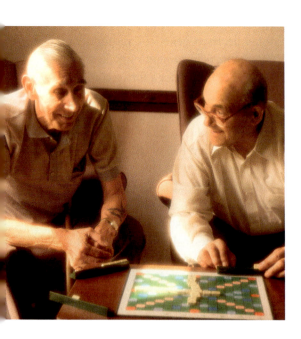

ESCOLARIDADE E DOENÇA DE ALZHEIMER

O grau de escolaridade parece exercer papel importante no risco de desenvolver doença de Alzheimer. Indivíduos com 12 anos de escolaridade ou menos têm um risco mais alto de ser acometidos pela enfermidade (Katzman, 1993). De modo similar, um grau de escolaridade mais elevado parece retardar o início dos distúrbios de memória. Em consequência de um estudo sueco recente com gêmeos, em que um de cada par estava doente, podemos hoje dizer com confiança que a atividade intelectual em etapas anteriores da vida influencia o início da doença. Usando dados do Paquid (Amieva *et al.*, 2005), estudo em grande escala realizado na França, os pesquisadores também salientaram a influência de atividade intelectual nas primeiras etapas da vida com relação ao envelhecimento cognitivo após os 65 anos de idade. Por outro lado, dados científicos indicam que ocupações na vida adulta não parecem ter efeito determinante sobre o nível de risco de desenvolver doença de Alzheimer, em comparação com atividades intelectuais praticadas na infância e na adolescência.

A explicação oferecida é que a educação continuada por muitos anos demanda bastante do cérebro e cria uma espécie de proteção eficaz contra os efeitos deteriorantes da doença de Alzheimer. O cérebro fica mais bem equipado para compensar os danos causados pelo processo neurodegenerativo, o

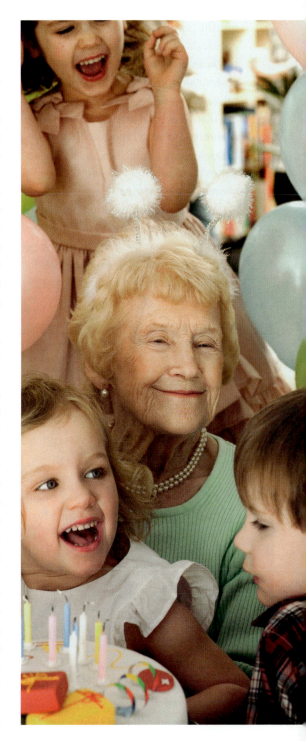

que lhe permite continuar funcionando apesar da deterioração natural. Essa explicação é conhecida como "teoria da reserva sináptica" (ou da "reserva cognitiva"): o cérebro estimulado por uma atividade cerebral sustentada ao longo dos anos cria uma rede ampliada de conexões neurais que resiste melhor aos danos causados pelo envelhecimento normal ou patológico.

Além disso, em estudos epidemiológicos de grande escala em diferentes partes do mundo, vários grupos de pesquisadores examinaram a natureza dos fatores de proteção que poderiam retardar a progressão da doença e, talvez, até mesmo preveni-la.

As pesquisas sobre esses fatores de proteção em várias sociedades ocidentais e orientais levaram à seguinte percepção: embora uma gama de fatores pareça proporcionar certo grau de proteção, nenhum dos identificados até o momento mostra-se capaz de retardar ou impedir o Alzheimer em alguém que já padeça dessa enfermidade há algum tempo.

Em outras palavras, vários desses fatores de proteção parecem ter efeito cumulativo se forem colocados em prática preventivamente, antes do aparecimento dos sintomas. Nas pessoas que já são vítimas da doença, não têm efeito algum.

Entre os fatores de prevenção apontados como mais importantes, estes foram objeto de investigações científicas rigorosas:

- mais de 12 anos de escolaridade;
- medicamentos para combater a pressão alta;
- fármacos para reduzir o colesterol no sangue (estatinas);
- antioxidantes (vitamina C, vitamina E, *Ginkgo biloba*);
- terapia hormonal (estrogênio);
- medicamentos anti-inflamatórios (naproxeno, ibuprofeno);
- vinho tinto;
- dieta similar à mediterrânea (com baixo consumo de carne vermelha e rica em aves, peixes, azeite, grãos e vegetais);
- atividade física e intelectual;
- socialização.

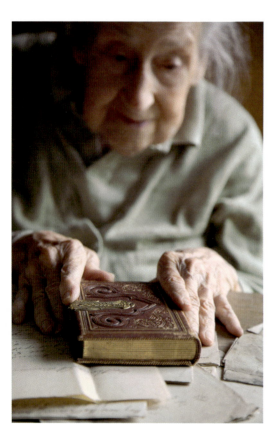

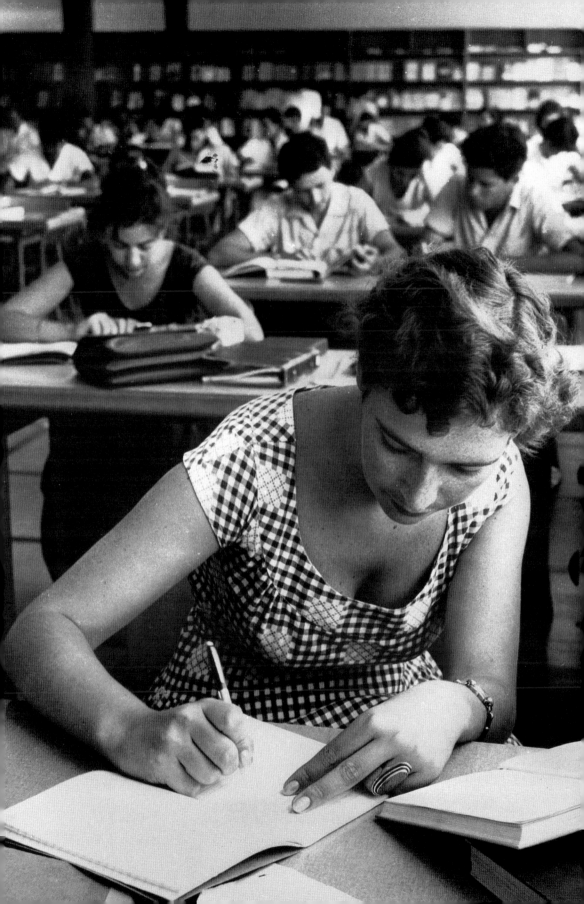

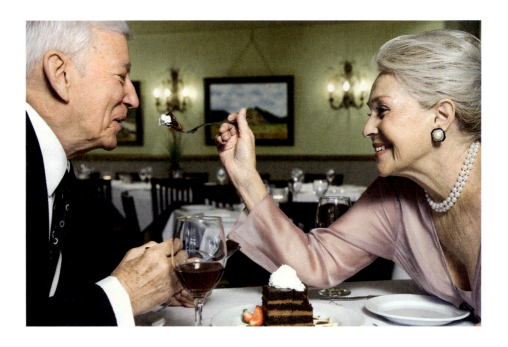

Obviamente, tais fatores de proteção não podem ser dissociados dos fatores de risco listados anteriormente. Para cada fator de risco discutido até agora, é possível que uma combinação de tratamentos farmacológicos ou mudanças no estilo de vida consiga reduzir ou bloquear os efeitos negativos mais significativos causados por esses fatores. Por exemplo, se observarmos os efeitos dos anti-hipertensivos ou dos agentes farmacológicos que reduzem os níveis de colesterol no sangue, fica claro que a proteção está intrinsecamente ligada ao fato de que um melhor controle da pressão alta e do colesterol no sangue, nos anos ou décadas que precedem o início provável da doença de Alzheimer, pode reduzir e até mesmo eliminar esses dois importantes fatores de risco. Deve-se observar que a administração de medicamentos anti-hipertensivos ou redutores de colesterol a pacientes que receberam o diagnóstico de Alzheimer não parece retardar de maneira significativa a progressão da doença, tampouco reduzir sua gravidade. Em outras palavras, o efeito protetor desses medicamentos se aplica sobretudo às pessoas com hipertensão ou colesterol alto, e somente se forem administrados bem antes de surgirem os primeiros sintomas da doença de Alzheimer.

No caso de agentes antioxidantes, a situação é muito mais clara. Vitamina E, extratos de *Ginkgo biloba*, vitamina C e ubiquinona simplesmente não retardam a progressão da doença naqueles que receberam o diagnóstico. A administração de vitamina E ou extratos de *Ginkgo biloba* em pessoas propensas a ter doença de Alzheimer não tem benefício algum na retenção de memória ou na prevenção da enfermidade. Em toda parte, os dados científicos mais sólidos oferecem pouca esperança: a terapia com antioxidantes não funciona, seja antes ou depois do início da doença.

Por muito tempo, acreditou-se firmemente que dar estrogênio após a menopausa a mulheres com 60 anos ou mais garantiria certa proteção contra a doença de Alzheimer. Os dados epidemiológicos ainda corroboram a teoria de que há um benefício real e um efeito positivo mensurável com respeito à memória e ao risco de ter a doença em mulheres que ingerem a substância após a menopausa. No entanto, não se pode ignorar o fato de que estudos em grande escala realizados com mulheres na pós-menopausa que tomavam estrogênio mostraram um aumento no risco de desenvolver certos tipos de câncer, incluindo o de mama e o de cólon. Além disso, administrar estrogênio a pacientes já diagnosticadas com doença de Alzheimer não teve efeito nenhum – nem positivo nem negativo – sobre aquelas que participaram dos estudos. Assim, ainda não há provas científicas que indiquem que a progressão da doença seja afetada pelo estrogênio de uma forma ou de outra, ao passo que o uso desse hormônio em uma situação pré--Alzheimer tem efeitos que estão longe de ser insignificantes – sobretudo em uma perspectiva de longo prazo, com tratamento preventivo administrado por vários anos ou décadas.

Isso nos leva à intrigante história do papel dos medicamentos anti-inflamatórios na doença de Alzheimer. As primeiras evidências científicas sólidas indicando que usar medicamentos anti-inflamatórios poderia ser benéfico para a doença de Alzheimer vieram de um grupo de pesquisadores da Universidade Duke, na Carolina do Norte (Breitner *et al.*, 1994). Durante a década de 1990, eles conseguiram reunir um grande grupo de pares de gêmeos. A pergunta fundamental formulada pelos pesquisadores estadunidenses foi a seguinte: "O que explica o fato de que dois gêmeos idênticos (monozigóticos), do sexo masculino ou feminino, exatamente com a mesma herança genética, comecem a apresentar sinais de doença de Alzheimer com um intervalo de cinco, dez e até mesmo 15 anos entre si?"

A única maneira de responder a essa pergunta satisfatoriamente era comparando hábitos e estilos de vida. Depois de fazer dezenas e até centenas de perguntas muito pessoais aos participantes, os pesquisadores perceberam que os gêmeos que não tinham doença de Alzheimer, ou desenvolviam a doença muito mais tarde,

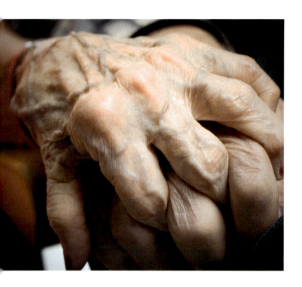

eram quase todos portadores de artrite! A primeira reação dos pesquisadores foi perguntar: "A artrite tem um efeito protetor até então desconhecido contra a doença de Alzheimer?" Ou, o que é mais provável, os medicamentos usados para aliviar a dor da artrite têm efeito benéfico indireto sobre a progressão da doença de Alzheimer (e sobre o risco de vir a padecer dela)? Hoje, depois de dez anos de pesquisa, está bem claro que os anti-inflamatórios não esteroides parecem ter efeito protetor mensurável em pessoas que já têm a doença.

Esses resultados, em conjunto, indicam que, se desejamos deter a doença, a oportunidade mais promissora é encontrada anos e mesmo décadas antes de os primeiros sintomas aparecerem.

Por sorte, recentemente foram descobertas maneiras interessantes de interferir na progressão da doença de Alzheimer além dos medicamentos sintomáticos hoje usados para tratá-la. Em primeiro lugar, tomar vinho tinto.

E QUANTO AO VINHO TINTO?

Estudos sobre as taxas de mortalidade por doença cardiovascular mostram que a ingestão de vinho tinto segue uma curva em U invertido: o consumo moderado da bebida tem efeito benéfi-

AUMENTO DO FLUXO SANGUÍNEO

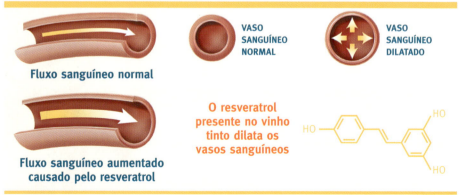

FIGURA 36

co, ao passo que a abstinência não tem efeito nenhum e o consumo excessivo é prejudicial. O vinho tinto deve ser consumido com moderação, regularmente e durante as refeições (de duas a quatro taças por dia para os homens e de uma a duas taças por dia para as mulheres). A bebida tem inúmeras propriedades que previnem o desenvolvimento de aterosclerose (espessamento dos vasos sanguíneos), e estudos recentes indicam que pode oferecer certa proteção contra a doença de Alzheimer (Figura 36).

Observe-se que o vinho tinto, ao contrário do branco, contém antioxidantes potentes, conhecidos como polifenóis, que interferem efetivamente no processo de oxidação das gorduras que consumimos nas refeições. Entre os polifenóis mais conhecidos presentes no vinho tinto está o resveratrol, que inibe a oxidação da fração de colesterol contida nas lipoproteínas LDL (que é a mesma que o colesterol transportado no sangue), comumente chamada "colesterol ruim", em oposição ao colesterol "bom" encontrado nas HDL.

Além disso, o vinho tinto é um dilatador eficaz dos vasos sanguíneos. Seu consumo tem efeito relaxante sobre a camada de músculo liso que integra a parede dos vasos, levando à vasodilatação e, com isso, a um aumento no fluxo sanguíneo. Além disso, o vinho tinto evita que as plaquetas do sangue se aglomerem, pois inibe a formação de coágulos (trombos), impedindo a formação de trombos (coágulos). Em certo sentido, funciona como um agente anti-hiper-

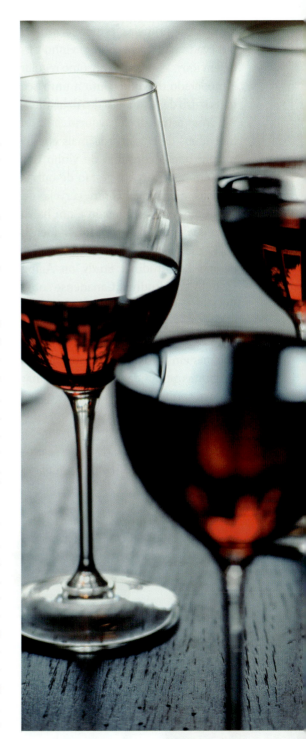

tensivo. O primeiro estudo científico publicado na França sobre o vinho tinto, em 1997, associou o consumo regular e moderado de vinho tinto a um risco mais baixo de ter doença de Alzheimer.

Dois estudos subsequentes com indivíduos de 65 anos ou mais confirmaram que o consumo de vinho tinto – em oposição à ingestão de outras bebidas alcoólicas, como cerveja ou vinho branco – está ligado a um baixo risco de demência, incluindo a doença de Alzheimer. Posteriormente, o Canadian Longitudinal Study on Aging (Estudo Longitudinal Canadense sobre Envelhecimento), importante análise prospectiva, concluiu que tomar vinho tinto reduzia o risco de doença de Alzheimer em aproximadamente 50%. As perguntas que ainda temos de examinar em mais profundidade são: "Que quantidade de vinho tinto deve ser consumida para alcançar a máxima eficácia?" e "Que vinho é mais eficaz para esse propósito: o francês, o espanhol, o italiano ou o das Américas?"

ESTILOS DE VIDA E ESTRATÉGIAS PESSOAIS

Os resultados científicos obtidos nos últimos tempos parecem indicar que certos métodos não farmacológicos podem ajudar a prevenir a doença de Alzheimer, reduzir alguns de seus sintomas e até mesmo aliviar a preocupação em pessoas que reclamam das alterações normais na memória associadas com o envelhecimento.

ATIVIDADE FÍSICA

Praticar atividade física – caminhar depressa, andar de bicicleta, nadar ou dançar – três vezes por semana tem efeito positivo no funcionamento intelectual de idosos com leve comprometimento do desempenho físico ou intelectual (pessoas consideradas "frágeis"), mas sem doença de Alzheimer. Isso foi demonstrado comparando-se um grupo de indivíduos que se exercitaram sob supervisão com um grupo-controle que não fez nada em particular. Um estudo em Seattle, nos Estados Unidos (Larson *et al.*, 2006), mostrou que quando se praticava a atividade física por seis anos consecutivos os sintomas de doença de Alzheimer eram postergados de maneira significativa. Por outro lado, é importante estar ciente de que a prática de caminhada por vezes contribui para que algumas articulações envelheçam mais depres-

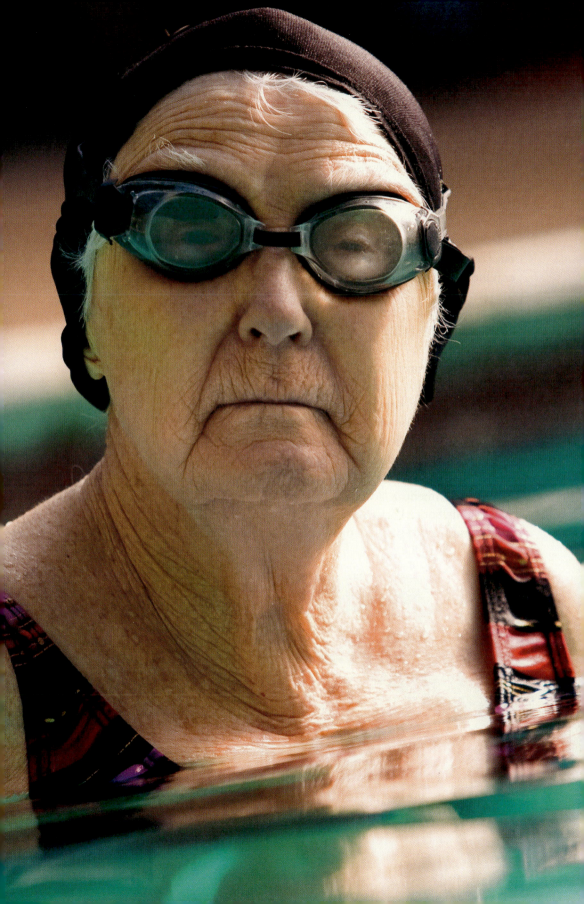

sa, e de que as pessoas podem começar a sentir dor no peito se fizerem muito exercício físico sem supervisão. É prudente, portanto, consultar primeiro um clínico geral, e então praticar a atividade física escolhida pelo menos três vezes por semana, prestando atenção ao corpo, a fim de não aumentar os efeitos do envelhecimento sobre as articulações.

ATIVIDADE INTELECTUAL

Também se demonstrou que o treinamento intelectual aprimora a memória em pessoas com comprometimento cognitivo leve. O mesmo vale para o treinamento em orientação espacial (por meio de tarefas visuoespaciais) ou tomada de decisões (por meio de tarefas de gerenciamento). No entanto, isso só leva a melhora na área específica de treinamento. Ainda não se demonstrou

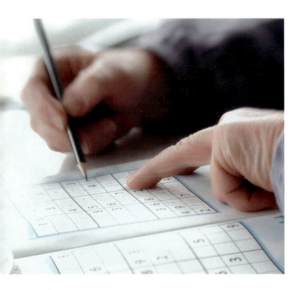

melhora na realização de tarefas cotidianas em consequência desses exercícios, mas a dra. Sherry Willis, em Seattle, conseguiu detectar um efeito sobre testes intelectuais, realizados depois de cinco anos, ao comparar vários grupos de participantes (Willis *et al.*, 2006). A dra. Sylvie Belleville, em Montreal, também observou efeito similar sobre os testes de memória, com duração de no mínimo um ano (Belleville, 2008); efeito benéfico sobre a função cerebral foi demonstrado inclusive usando-se ressonância magnética (Belleville, 2011). Aqueles já diagnosticados com doença de Alzheimer não parecem apresentar melhora significativa, embora uma combinação de medicamentos específicos para tratar a doença e atividades intelectuais possam ter efeito cumulativo. Portanto, é prudente recomendar a todos que mantenham o cérebro ativo, fazendo algo de que gostam, de preferência uma atividade que requeira interação social. Não há nenhum indício de que determinada atividade intelectual seja melhor que outra; portanto, a escolha é bem variada: *bridge*, xadrez, palavras cruzadas, sudoku, Facebook, internet...

UMA DIETA SAUDÁVEL E NUTRITIVA

Estudos epidemiológicos indicam que a dieta mediterrânea, rica em peixes e azeite, bem como em frutas e vegetais frescos, reduz os efeitos da idade sobre o funcionamento intelectual (Frisardi *et al.*, 2010). Pesquisas recentes mostraram que suplementos de ômega-3 aliviam os sintomas de depressão e melhoram alguns aspectos do funcionamento intelectual. O Canadian Study of Health and Aging (Estudo Canadense sobre Saúde e Envelhecimento) demonstrou que pessoas com 65 anos ou mais que tomam vitaminas têm risco reduzido de declínio intelectual depois de cinco anos. Por outro lado, o excesso de certas substâncias é prejudicial à saúde. Por exemplo, a vitamina E na forma de alfa-tocoferol aumenta o risco de morte se ingerida em doses superiores a 400 unidades internacionais (UI) por dia. O excesso de ácido fólico (vitamina B_9) quando não há deficiência pode ser nocivo às faculdades intelectuais. A melhor recomendação, portanto, parece ser não tomar suplementos de substâncias específicas a não ser que você tenha uma deficiência (por exemplo, vitamina B_{12}), e sim consumir uma dieta variada incorporando os melhores elementos da dieta mediterrânea. Retomaremos esse assunto no Capítulo 8.

UMA COMBINAÇÃO DE INTERVENÇÕES

Vários pesquisadores no Canadá, nos Estados Unidos e na França acreditam que uma combinação de intervenções (atividade física e intelectual, dieta nutritiva) pode ter efeito cumulativo, aliviar os sintomas existentes e até retardar o início da doença de Alzheimer.

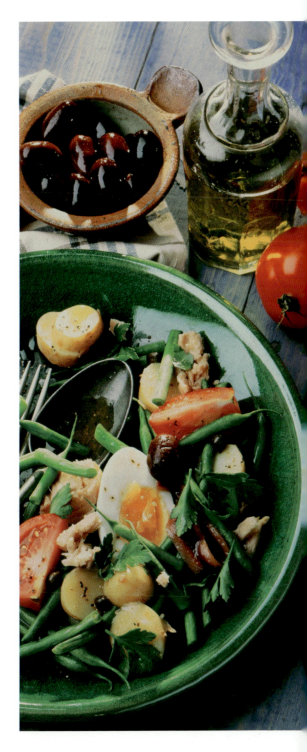

Atualmente vem sendo realizado em Toulouse um estudo piloto, dirigido pelo dr. Bruno Vellas, com pessoas idosas e frágeis, mas sem doença de Alzheimer. No futuro, a pesquisa poderia se estender para outros países. Porém, não está claro se seria possível restringir milhares de centenas de voluntários a um tratamento definido de maneira aleatória (somente atividade física, somente atividade intelectual, somente dieta nutritiva ou uma combinação das três) por cinco a sete anos, já que eles ficariam tentados a fazer todo o necessário para se manter saudáveis.

Se você deseja participar de pesquisas

Se você já apresenta os primeiros sinais de doença de Alzheimer, pode participar de pesquisas clínicas com ou sem medicamentos em centros de pesquisa ou universidades que desenvolvam estudos sobre a enfermidade. Você também pode indicar em sua procuração para cuidados de saúde em caso de incapacidade que deseja participar de pesquisas; especifique que compreende os riscos de experimentar um novo tratamento, mas está ciente de que tais riscos serão monitorados atentamente por um comitê de ética em pesquisa e pelos indivíduos que você escolher como seus representantes.

COMO AS PESSOAS PODEM PARTICIPAR DE PESQUISAS MÉDICAS?

Todos esperamos preservar ou melhorar nossa memória. As pesquisas sobre comprometimento cognitivo leve e a doença de Alzheimer, portanto, terão impacto positivo sobre todos, sobretudo no que se refere a tratamentos que não dependem de medicamentos, e sim de mudanças no estilo de vida. É de esperar que os protocolos e exercícios utilizados nos estudos atuais sejam disponibilizados para o público em geral na internet e, desse modo, os exercícios mais úteis fiquem acessíveis a todos nós.

As pessoas que acreditam ter um risco mais alto de desenvolver doença de Alzheimer devido a seu histórico familiar (basicamente, um parente de primeiro grau – pai, mãe, irmão ou irmã – afetado pela enfermidade) logo poderão submeter-se a uma avaliação de risco, usando uma escala que leva em conta o grau de escolaridade, o peso, a idade atual, a pressão sanguínea, o nível de colesterol e os hábitos relativos a atividade física.

Em resumo

Fatores de risco e de proteção na vida cotidiana

Embora se tenham investido somas colossais de dinheiro em pesquisas médicas a fim de desenvolver medicamentos para retardar ou conter a doença de Alzheimer, foram os métodos descritos como "não farmacológicos" que apontaram possíveis soluções – oriundas, em grande medida, da medicina cardiovascular.

Desse modo, estudos em grande escala (em que os resultados podiam ser reproduzidos) revelaram que praticar atividade física moderada várias vezes por semana desacelera visivelmente a progressão da doença, e chega até a retardar seu aparecimento em indivíduos com risco, mas ainda não afetados. O mesmo é verdadeiro quando se adota uma dieta de estilo mediterrâneo, com baixo consumo de carne vermelha, mas rica em carne branca e peixes, frutas e vegetais. O que é ainda melhor, uma combinação de atividade física e dieta mediterrânea parece ser capaz de retardar a aparição dos primeiros sintomas da doença de Alzheimer. Por fim, tornou-se igualmente óbvio que hábitos saudáveis envolvendo atividade intelectual combatem de maneira modesta, mas significativa, a progressão da enfermidade nas pessoas acometidas.

Cada um desses métodos, ligados a comportamentos e não a medicamentos, tem benefícios mensuráveis, sobretudo quando combinados.

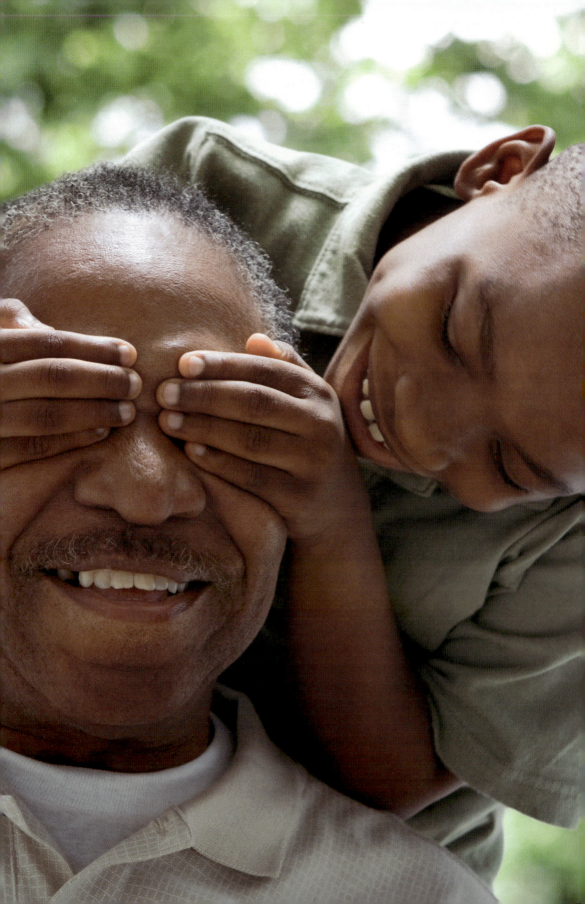

CAPÍTULO 8

O que está por vir: pesquisas médicas nos próximos anos

Nos últimos dez anos, as pesquisas científicas aprimoraram nossa compreensão dos mecanismos fundamentais que regem o início e a progressão da doença de Alzheimer.

Hoje estamos cientes de três causas intrínsecas responsáveis pelas formas agressiva e de início precoce da doença de Alzheimer do tipo puramente familiar. Embora esse grupo de pacientes represente apenas uma pequena minoria dos casos, a compreensão dos mecanismos moleculares que estão em jogo nessas formas extremamente devastadoras da enfermidade nos possibilitou recriar em laboratório, no cérebro de ratos geneticamente modificados, alguns dos componentes fundamentais do Alzheimer. Observe-se que, ao contrário do que ocorre com doenças comuns, como câncer, diabetes e AVC, não conhecemos nenhum outro animal na natureza que desenvolva uma doença neurodegenerativa como a de Alzheimer em humanos. Esse é, em parte, o motivo pelo qual os avanços científicos relacionados ao tema nas últimas décadas têm sido muito mais lentos do que com enfermidades que afetam órgãos periféricos, como o fígado ou os rins. Além disso, o cérebro é, sem dúvida, o órgão mais complexo do nosso corpo, sendo ainda hoje seu funcionamento compreendido apenas em parte.

Nesse ambiente difícil, os cientistas interessados em compreender e lançar luz sobre as causas fundamentais da doença de Alzheimer precisam, portanto, se resignar a usar modelos imperfeitos recriados em laboratório com ferramentas que, quando muito, constituem uma aproximação dos sintomas e patologias de uma doença que afeta os seres humanos.

Os obstáculos enfrentados na busca de novos medicamentos são, por sua complexidade, igualmente intimidadores e difíceis de superar. Vale lembrar que os medicamentos hoje disponíveis nas farmácias são resultado das descobertas científicas feitas em meados dos anos 1980, quando se tornou possível determinar com precisão a natureza química dos principais centros de controle para a memória e o aprendizado. Pouco tempo depois, os pesquisadores também conseguiram identificar as regiões do cérebro afetadas pelo processo degenerativo tão típico da doença de Alzheimer. Graças a essas descobertas, as empresas farmacêuticas puderam desenvolver medicamentos ativos que visam especificamente estimular as células cerebrais ainda vivas para que sejam capazes de trabalhar mais e por mais tempo.

Esses medicamentos, chamados "sintomáticos", são, na verdade, moléculas químicas (veja a Figura 37) cujo objetivo principal é prevenir a destruição dos transmissores químicos já deficientes no cérebro dos portadores de Alzheimer. Como o nome indica, eles atuam sobretudo nos sintomas, não adiando a progressão natural da doença. Em consequência, não evitam que as células do cérebro morram e têm apenas efeitos temporários, que duram de seis a 24 meses e variam muitíssimo de um paciente para outro.

De início, os pesquisadores que testavam esses medicamentos sintomáticos estavam convencidos de que os usaríamos por no máximo alguns anos, até que fossem desenvolvidos fármacos melhores capazes de impedir a progressão da doença. No entanto, logo ficou claro que reduzir os sintomas é muito mais fácil do que deter a enfermidade. Desde então, cientistas do mundo inteiro têm se apoiado nas descobertas feitas sobre as formas familiares de início precoce para desenvolver novos medicamentos que, espera-se, serão capazes de atacar a raiz do problema, a causa da progressão da forma comum da doença. Mas também nesse caso tivemos de lidar com inúmeras falhas consecutivas – os efeitos colaterais desses novos medicamen-

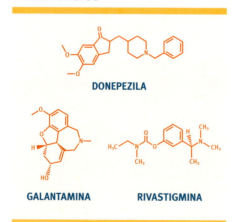

FIGURA 37

CAPÍTULO 8 – O QUE ESTÁ POR VIR: PESQUISAS MÉDICAS NOS PRÓXIMOS ANOS

tos superaram os benefícios, ou os resultados foram negativos. Entre os efeitos colaterais menos graves, estão náusea, vômito ou enxaquecas.

Tendo escolhido como alvo principal os tão falados depósitos amiloides (também chamados "placas senis"), os pesquisadores tentaram usar várias estratégias para bloquear a produção da toxina, estimular sua degradação e encorajar sua despolimerização. Infelizmente, em todos os estudos realizados até o presente, os resultados foram negativos; isto é, os pacientes que tomaram placebo tiveram o mesmo desempenho que aqueles que ingeriram o princípio ativo. Essa série de fracassos levou alguns pesquisadores, incluindo os autores deste livro, a questionar seriamente a validade dos modelos amiloides animais sobre os quais se vinha trabalhando, e sobretudo a premissa de que o que é anormal nas formas familiar agressiva e de início precoce da doença de Alzheimer também é deficiente na forma comum. Em outras palavras: "É possível que a forma familiar de início precoce seja causada por deficiências completamente diferentes daquelas que desencadeiam a doença em sua forma comum?" Esta não seria a primeira vez nos anais da medicina moderna. Por exemplo, a diabetes tipo 1 (a forma agressiva de início precoce) é causada por uma deficiência de insulina, ao passo que a diabetes tipo 2 (a forma adulta), não; em consequência, as estratégias de tratamento hoje usadas para controlar as duas formas de diabetes são diferen-

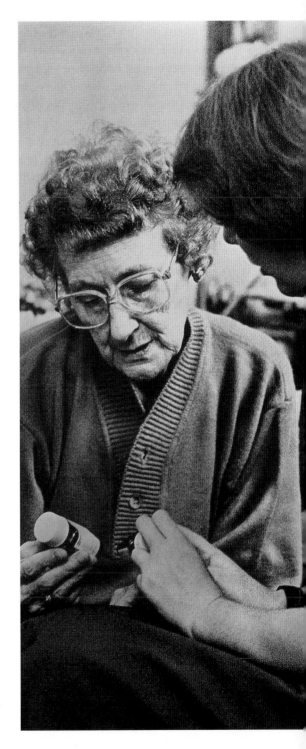

119

tes. O mesmo é válido para a doença de Parkinson de início precoce, que quase sempre tem origem familiar, enquanto a forma comum costuma aparecer em torno dos 60 anos de idade. Também aqui, as características das duas formas são relativamente distintas, bem como o papel exercido pela genética.

Além disso, a tentativa de desenvolver vacinas antiamiloides também fracassou, pelo menos até o momento. Um pequeno grupo de pacientes incapazes de tolerar a vacina apresentou graves efeitos colaterais, incluindo encefalite, alguns dos quais levaram à morte.

Deve-se admitir que, de modo geral, e não só com relação a vacinas, a área de pesquisa terapêutica dedicada à doença de Alzheimer passou por alguns anos um tanto obscuros recentemente. Nenhum novo medicamento foi aprovado pelo governo desde o lançamento do Ebix, cujo princípio ativo é a memantina, em 2003. De efeitos terapêuticos modestos, ele só é usado em pacientes nos estágios moderado ou avançado, isoladamente ou em combinação com um ou outro dos inibidores da colinesterase.

Então, os pesquisadores voltaram à estaca zero. O principal objetivo: ampliar as várias áreas de pesquisa a fim de identificar novos alvos terapêuticos que possam ser usados para retardar, conter e até mesmo prevenir a doença de Alzheimer. Durante cerca de cinco anos, foram desenvolvidos novos métodos terapêuticos cobrindo uma ampla gama de mecanismos moleculares. Examinemos brevemente como funcionam.

AMILOIDES: ENSAIOS DE IMUNIZAÇÃO PASSIVA

Tendo aprendido sua lição a um custo considerável com os primeiros testes da vacina antiamiloide em seres humanos, a indústria farmacêutica investiu centenas de milhões de dólares numa segunda geração de vacinas que atacariam mais diretamente os depósitos amiloides típicos da doença de Alzheimer. A versão mais avançada está sendo testada em 4 mil pacientes em vários países do mundo. Esse produto já foi submetido a uma bateria de testes completa, exigida pelas várias agências reguladoras nos países envolvidos, para garantir que os efeitos colaterais e os riscos à saúde estejam dentro dos limites aceitáveis. Os resultados preliminares, apresentados em 2008, embora positivos, indicam que a vacina provavelmente será mais eficaz em pessoas que já têm a predisposição genética particular chamada apolipoproteína E3.

Ainda no contexto das tentativas de reduzir a produção e o acúmulo de amiloides no cérebro de pessoas com doença de Alzheimer, várias empresas

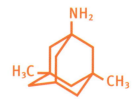

Alois, Zider
(hidrocloreto de memantina)

de biotecnologia vêm buscando desenvolver inibidores farmacológicos da síntese (produção) de amiloides que sejam mais seguros no que concerne a efeitos colaterais do que qualquer medicamento oferecido até o momento. Ao mesmo tempo, à medida que cada vez mais cientistas concentram-se nos amiloides, uma série de empresas e universidades vem abandonando a "teoria amiloide". Por exemplo, a empresa farmacêutica Eli Lilly divulgou que está prestes a abandonar sua linha de pesquisa depois de obter resultados negativos com vários de seus medicamentos experimentais antiamiloides. De agora em diante, portanto, os pesquisadores se concentrarão em outros alvos de interesse terapêutico. A seguir estão alguns exemplos promissores.

DIMEBON: AGENTE SINTOMÁTICO OU ESTABILIZADOR DA DOENÇA?

Nesse contexto, surgiram os primeiros dados científicos sobre um medicamento chamado Dimebon. Esse produto, administrado originalmente para tratar a doença de Alzheimer, é usado na Rússia há mais de 30 anos como anti-histamínico, um princípio ativo no combate à febre do feno. Os anti-histamínicos também são comumente usados para reduzir os sintomas da gripe ou do resfriado com secreção nasal. Os resultados de um estudo inicial feito na Rússia indicam que ele também poderia reduzir significativamente os sintomas da doença de Alzheimer logo no início. No entanto, pesquisas recentes nos Estados Unidos e na Europa não

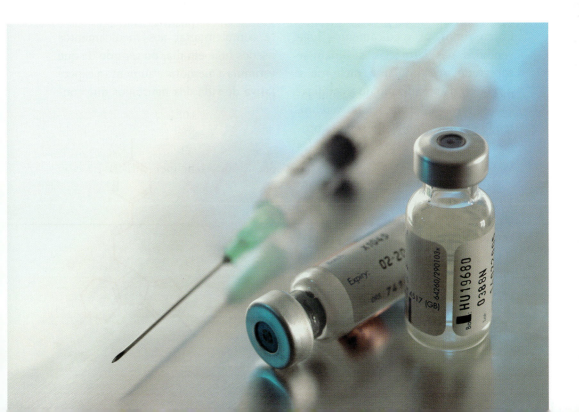

conseguiram replicar os benefícios observados na população russa. Estamos lidando com populações diferentes, algumas reagindo melhor do que outras ao medicamento? Trata-se de uma questão de genética ou simplesmente do fato de que os últimos estudos usaram uma amostra muito maior do que o estudo russo inicial? Os possíveis mecanismos bioquímicos responsáveis pela eficácia terapêutica desse agente farmacológico ainda são um tanto obscuros; os estudos preliminares parecem indicar que poderia haver efeitos negativos e positivos associados com seu uso por longos períodos. Aguardemos os próximos capítulos...

MEDICAMENTOS SINTOMÁTICOS NOVOS E MAIS POTENTES?

Como vimos, os medicamentos hoje vendidos nas farmácias destinam-se sobretudo a estimular a memória e promover o aprendizado ou a codificação de novas informações no cérebro, tendo pouquíssimo efeito sobre a progressão da doença e a perda de células cerebrais.

Dito isso, uma nova geração de medicamentos que estimulam a memória vem sendo desenvolvida em vários centros de pesquisa. Os mais promissores pertencem à família de agentes nicotínicos (a mesma da nicotina usada para deixar de fumar). Estes, combinados com os medicamentos disponíveis atualmente, poderiam estimular a memória de maneira eficaz, facilitando a recuperação de nossas lembranças recentes e seu armazenamento por um período mais longo. Várias dessas novas drogas experimentais estão sendo testadas em humanos e, se tudo der certo, devem chegar ao mercado em poucos anos. É claro que, como ocorre com todos os medicamentos, os efeitos colaterais não devem apresentar risco e os benefícios de seu uso em longo prazo têm de superar de maneira significativa os dos fármacos disponíveis hoje. Os agentes do tipo nicotínico, além de ativar as células envolvidas na memória e no aprendizado, podem estimular células neuronais para reconectá-las e ajudá-las a sobreviver em períodos de intenso estresse biológico. Vem daí o grande interesse nesse novo tipo de molécula, que parece ter um modo de ação característico, mas é perfeitamente complementar aos medicamentos usados hoje em dia, no sentido de que estimula a memória e aumenta a expectativa de vida dos neurônios que con-

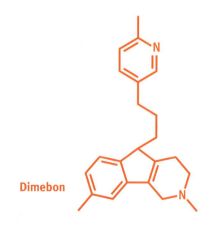

Dimebon

CAPÍTULO 8 – O QUE ESTÁ POR VIR: PESQUISAS MÉDICAS NOS PRÓXIMOS ANOS

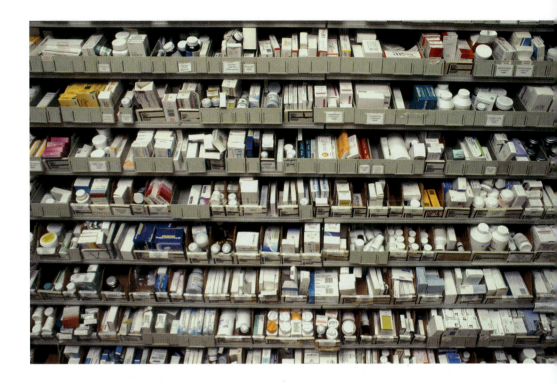

tinuam vivos por um período relativamente longo.

Além disso, algumas indústrias farmacêuticas e de biotecnologia decidiram desenvolver agentes sintomáticos não colinérgicos (isto é, que não atuam sobre o neurotransmissor acetilcolina) e poderiam aumentar consideravelmente a capacidade de memória das pessoas com doença de Alzheimer. Embora a maioria desses estudos esteja apenas na fase de avaliação preliminar, foram obtidos resultados animadores no que concerne às moléculas que estimulam os receptores de serotonina tipo 6, bem como os receptores de glutamato cerebrais – drogas da família da memantina (veja o diagrama na página 130). Essas moléculas foram desenvolvidas não para substituir as comumente usadas hoje, mas para complementá-las nos vários estágios da doença de Alzheimer. Por exemplo, sabemos que, no início da doença, o efeito dos agentes colinérgicos usados atualmente é modesto em comparação com seus benefícios nos estágios moderado e mesmo grave. Portanto, conseguir aumentar o efeito benéfico sobre a memória assim que o tratamento começar, combinando duas (ou várias) drogas, seria muito interessante; isso é conhecido no jargão médico como "politerapia". Além do mais, à medida que a doença progride, torna-se necessário aumentar a eficácia dos medicamentos para combater a perda de células cerebrais. Esses vários aspectos do tratamento e os ajustes necessários estão sendo estudados em diversos países.

AUMENTO DO TEMPO DE VIDA DOS NEURÔNIOS: FATORES DE CRESCIMENTO E CÉLULAS-TRONCO

Como complemento à ação dos agentes colinérgicos, outro método biológico consiste em reativar os mecanismos de regeneração básicos, latentes no cérebro desde a infância. Tais mecanismos, que promovem interconexões entre neurônios e às vezes até mesmo a divisão de células cerebrais, estão associados aos "fatores de crescimento". Na prática, essas moléculas se comportam mais ou menos como um mestre de obras na construção. Elas dão ordens aos operários responsáveis por construir novas conexões e novas redes entre as várias regiões do cérebro (Figura 38). Isso permite estabilizar a "internet" do cérebro, conhecida como rede neural. É precisamente por meio dessas redes neurais que o cérebro cria todas as conexões elétricas requeridas para o raciocínio, a memória, os movimentos, os sentidos etc. Os fatores de crescimento exercem papel crucial no período fetal, em que essas redes estão se desenvolvendo, e durante os primeiros três anos de vida. Nesse período decisivo, essas redes neurais, que conectam as várias regiões do cérebro para a vida toda, são consolidadas.

Esses mesmos fatores de crescimento possibilitam, de um lado, a criação de redes neurais para armazenar memórias, cheiros, imagens visuais e sons; e, de outro, todo tipo de capacidades que permitem aos seres humanos locomover-se e interagir com seu meio imediato. Assim, esses agentes cruciais no desenvolvimento de conexões entre as várias regiões do cérebro têm papel decisivo na formação da personalidade, das atitudes, das aptidões e, até certo ponto, da memória. Várias indústrias de biotecnologia e um pequeno número de companhias farmacêuticas desenvolveram formas muito sofisticadas de administrar esses fatores de cresci-

CÉLULA NEURONAL EM CRESCIMENTO

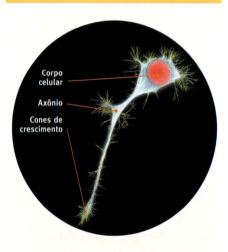

EFEITO DE UM FATOR DE CRESCIMENTO SOBRE O PROLONGAMENTO DE PROJEÇÕES NEURONAIS (EM VERMELHO) EM UM NEURÔNIO VIVO

FIGURA 38

Imagem de neurônios vistos de um microscópio eletrônico de varredura ↗

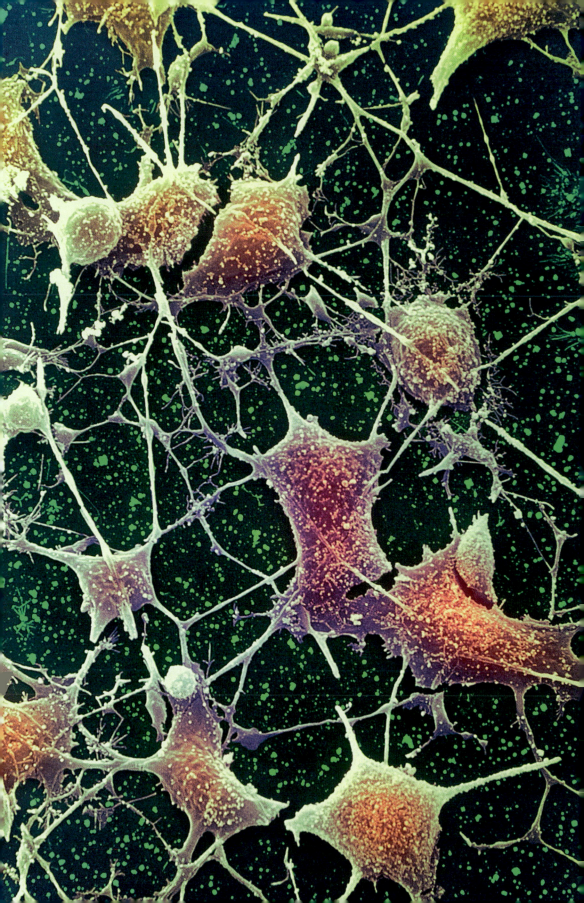

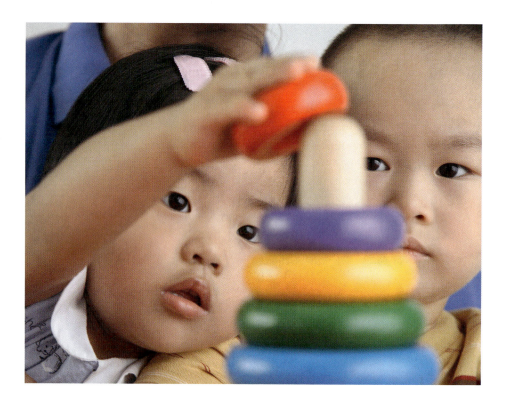

mento a seres humanos. Infelizmente, a primeira série de estudos, realizada na Suécia há dez anos, fracassou; houve efeitos colaterais sérios, como dor intensa nos braços e nas pernas.

Os modos de administração dos fatores de crescimento foram aprimorados desde então. Há dois anos, uma empresa da Califórnia conseguiu administrar um concentrado de fatores de crescimento a um pequeno grupo de pessoas com doença de Alzheimer, usando um *spray* nasal. O medicamento foi capaz de retardar a progressão da doença de maneira mensurável. No entanto, essa pesquisa está em fase inicial, e ainda deve passar por uma série de etapas antes que os medicamentos sejam testados em estudos internacionais de grande escala, em várias centenas de pacientes. Ainda assim, o método continua sendo extremamente inovador e promissor.

Estudos derivados dele vêm sendo realizados usando-se um modo de administração peculiar – uma célula humana geneticamente modificada para secretar fatores de crescimento diretamente no cérebro. O gene de fator de crescimento humano foi introduzido em células humanas compatíveis, que então foram transplantadas no cérebro de pessoas com doença de Alzheimer em estágio leve ou moderado. Por meio desse método extremamente original, uma fonte de produção contínua de fatores de crescimento (células vivas) obtida da pessoa afetada pode ser inserida no cérebro com uma agulha longa. Quando o indivíduo é seu próprio doador de células, não há possibilidade de rejeição, já que o sistema imunológico aceita-as como se fossem suas.

Até o momento, a cirurgia continua sendo o passo mais difícil de dominar. Desde os anos 1990, quando os primeiros transplantes cirúrgicos de células fetais e embrionárias foram implantados em pacientes com doença de Parkinson e de Alzheimer, a cirurgia resultou em uma taxa de mortalidade mais alta. Em estudos realizados no México e nos Estados Unidos, entre 35% e 50% dos pacientes morreram após o procedimento; desde então, compreensivelmente, pesquisadores e cirurgiões estão um pouco hesitantes quanto ao uso de transplante de células como método terapêutico. Há um longo caminho a ser percorrido antes que essa tecnologia de ponta seja usada nos hospitais.

A situação problemática com relação ao risco da cirurgia cerebral em pessoas doentes e idosas também se aplica às chamadas células-tronco cultivadas em laboratório. Estas são tiradas do pa-

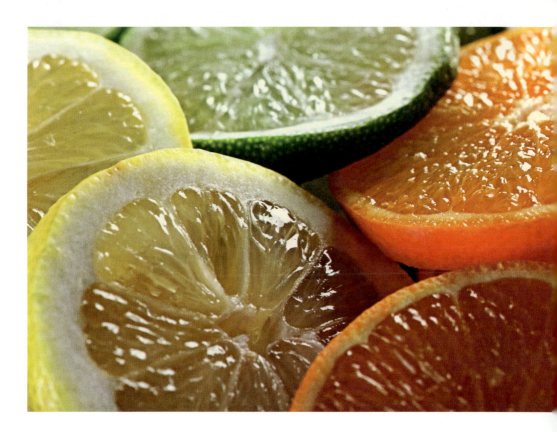

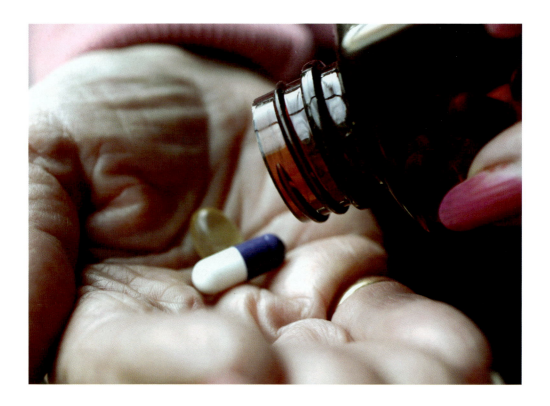

ciente que precisa do transplante e então submetidas a tratamento intensivo com fatores de crescimento purificados. Esse tratamento fora do corpo tem o efeito de transformar as células-tronco em células cerebrais compatíveis com o cérebro da pessoa.

Em princípio, não deveria haver rejeição; portanto, seria possível substituir células mortas por novas células saudáveis. Infelizmente, isso não reduz o risco da cirurgia cerebral, que continua perigosa como sempre. Da mesma forma, os fatores biológicos responsáveis pela morte de células cerebrais no paciente com doença de Alzheimer continuam lá, podendo inclusive atacar as células-tronco recém-transplantadas.

É por isso que queremos enfatizar aqui que nós – os dois pesquisadores e autores deste livro – temos muitas reservas quanto ao furor midiático em torno das células-tronco, que poderiam, de acordo com os jornalistas, curar milagrosamente doença de Huntington, de Alzheimer, de Parkinson e até mesmo esclerose múltipla. Em tese, essas hipóteses são atraentes, mas na prática temos sérias dúvidas, em especial no caso do Alzheimer. Essas doenças atacam sobretudo idosos, que têm muita dificuldade de se recuperar de qualquer cirurgia – da cerebral em particular.

ANTIOXIDANTES: VALE A PENA CONTINUAR PESQUISANDO?

O estudo do uso de antioxidantes como a vitamina E e a vitamina C no tratamento da doença de Alzheimer há muito atrai a imaginação do público. Nem é preciso dizer que o fato de ser fácil comprar essas vitaminas sem prescrição médica as torna ainda mais atraentes. Antigos estudos epidemiológicos indicam que a vitamina E ou a vitamina C poderiam retardar de maneira significativa o início previsto da doença de Alzheimer em populações de alto risco. No entanto, graças a estudos clínicos duplo-cegos (em que nem o médico nem o paciente sabem se este está tomando o medicamento ativo ou um placebo) muito bem controlados, por fim foi possível eliminar de uma vez por todas o uso de antioxidantes como vitamina E e *Ginkgo biloba* na prevenção ou no tratamento da doença de Alzheimer. Esses estudos, que demandaram alto investimento, mostraram claramente que, ao longo dos anos, esses antioxidantes administrados por via oral não têm nenhum efeito benéfico na prevenção da doença ou em sua progressão. Dito isso, não é impossível que outros antioxidantes mais eficazes ou seletivos para o cérebro sejam capazes de interferir no processo degenerativo típico da doença de Alzheimer. Sabemos, por exemplo, que uma grande proporção de pessoas que consomem vinho tinto apresenta leve redução no risco de vir a ter Alzheimer. Isso levou os cientistas a analisar os vários tipos de moléculas comumente encontradas no vinho tinto (e não no vinho branco, na cerveja ou em outras bebidas alcoólicas) e purificar aquelas com propriedades antioxidantes superiores. Entre os milhares de componentes encontrados no vinho tinto, uma molécula em particular, o resveratrol, parece ter as propriedades requeridas para desacelerar a progressão da doença de Alzheimer. Algumas empresas de biotecnologia purificaram a substância e começam a estudar seu uso em pequenos grupos de portadores de Alzheimer.

O mais interessante nesse método, sem dúvida, é o fato de o resveratrol ser um suplemento alimentar, e não um medicamento. Se o resveratrol se mostrasse suficientemente eficaz, seria mais fácil de obter e poderia ser usado sem que a pessoa precisasse ir ao médico.

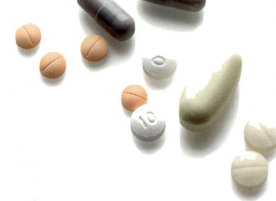

E QUANTO AO ESTROGÊNIO PARA MULHERES QUE JÁ PASSARAM PELA MENOPAUSA?

Vimos que, embora o estrogênio pareça ter efeitos protetores contra a doença de Alzheimer, de acordo com os estudos populacionais prospectivos, seu uso em mulheres pós-menopáusicas estava associado a um risco mais alto de câncer. Nenhuma mulher deveria ter de escolher entre câncer e doença de Alzheimer. Por isso, as indústrias farmacêuticas e de biotecnologia desenvolveram moléculas químicas parecidas com o estrogênio, mas com estrutura molecular diferente o bastante para eliminar os riscos ligados ao câncer de cólon e de mama.

Um dos medicamentos experimentais em estudo é o raloxifeno, comumente usado para tratar a osteoporose e algumas formas de doença óssea. Reduzindo a dosagem, os pesquisadores estão tentando determinar se, nas mulheres pós-menopáusicas, o raloxifeno poderia melhorar a memória. Provavelmente saberemos os resultados desses estudos em alguns anos.

SE A DIABETES É UM FATOR DE RISCO, POR QUE NÃO USAR INSULINA?

A diabetes e a síndrome metabólica (obesidade abdominal e pressão alta combinada com colesterol alto) são hoje fatores de risco oficialmente reconhecidos para a doença de Alzheimer em indivíduos entre 40 e 50 anos. Uma vez que estes são fatores de risco claramente identificados, podemo-nos perguntar se os tratamentos comuns para essas doenças, como a insulina e fármacos que aumentam a sensibilidade a ela, poderiam ter efeitos benéficos sobre os sintomas da doença de Alzheimer.

Com base em observações preliminares, vários estudos foram iniciados na América do Norte e na Europa para examinar o uso de medicamentos da família das glitazonas (Figura 39). Estes em geral são usados para tratar a diabetes tipo 2, ao passo que a insulina

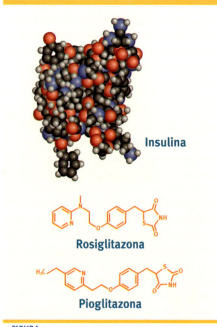

MEDICAMENTOS USADOS PARA TRATAR DIABETES

FIGURA 39

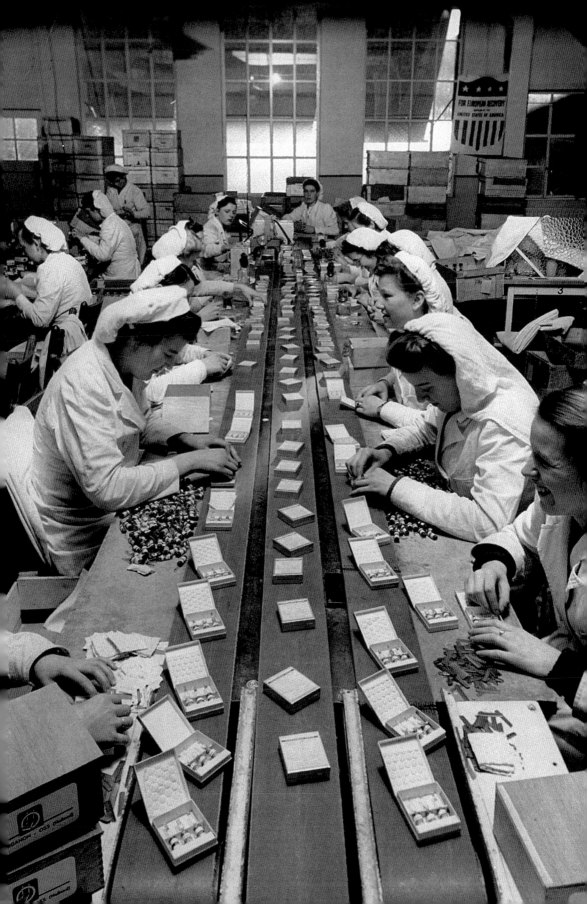

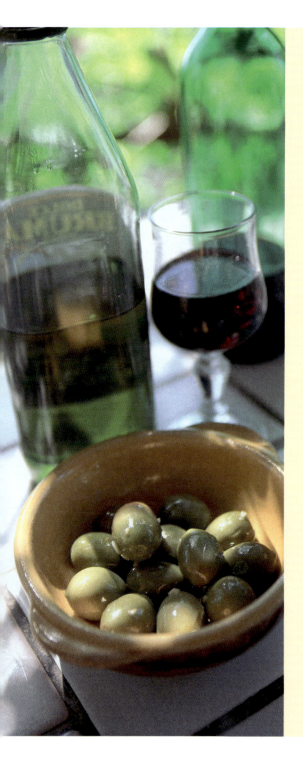

A dieta mediterrânea

Em que consiste uma dieta mediterrânea? Frutas e verduras frescas imperam nos países mediterrâneos. A maioria dos pratos tradicionais dessa região é vegetariana e quase sempre preparada com ingredientes frescos (não congelados). Os povos mediterrâneos também comem muito peixe, um pouco de frango, e quase não consomem carne de boi, de porco ou de cordeiro. A razão para isso é que no clima mediterrâneo as frutas e verduras crescem o ano todo e são relativamente baratas, ao contrário do que acontece nos países do hemisfério Norte. Nestes, naturalmente, uma dieta mediterrânea custará mais no inverno.

Essa dieta incentiva o uso generoso de azeite como fonte essencial de ácido oleico (ômega 9), conhecido por reduzir o colesterol e diminuir o risco de vir a desenvolver algumas formas de câncer. Observe-se, no entanto, que o ácido oleico também é encontrado em frutas vermelhas, ameixas, uvas tintas e em seu suco e no quiuí, bem como em maçãs e suco de maçã.

Como o azeite é 99% gordura, deve ser consumido com moderação, assim como o vinho. Por outro lado, em comparação com a manteiga, o azeite é definitivamente muito melhor para a saúde.

CAPÍTULO 8 – O QUE ESTÁ POR VIR: PESQUISAS MÉDICAS NOS PRÓXIMOS ANOS

é usada para tratar a diabetes tipo 1, e às vezes a tipo 2. Resultados preliminares apresentados em congressos internacionais indicam que doses baixas de insulina administradas por *spray* nasal poderiam ter efeitos benéficos sobre a memória e sobre a progressão da doença em um pequeno grupo de pacientes selecionados segundo critérios específicos.

Agora é preciso realizar estudos em grande escala com pacientes de vários grupos étnicos. Isso nos permitirá determinar se esses medicamentos são benéficos para todos os portadores de Alzheimer ou apenas para um agrupamento específico.

Por outro lado, dois estudos em grande escala da rosiglitazona, usada no tratamento da diabetes tipo 2 (que acomete adultos), infelizmente não conseguiram mostrar resultados em indivíduos com as formas leve e moderada da doença. Até o momento, não sabemos se esses estudos serão repetidos em pessoas que ainda não desenvolveram a enfermidade mas têm antecedentes genéticos e familiares. Caso sejam repetidos, seu foco será prevenir a doença, e não retardá-la ou detê-la.

POR QUE NÃO ESTIMULAR O GENE PREGUIÇOSO APOE?

Conforme discutimos em capítulos anteriores, o gene apolipoproteína E4 é o mais importante fator de risco genético já identificado para a forma comum da doença de Alzheimer. Não seria possível desenvolver um ou mais medicamentos capazes de fazer que esse gene nocivo restabelecesse seu funcionamento biológico normal, que parece estar comprometido nos portadores da variante E4?

De fato, a pesquisa de medicamentos baseados nos defeitos genéticos

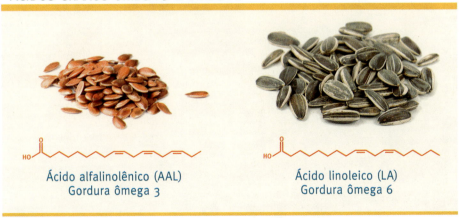

ÁCIDOS GRAXOS ÔMEGA 3 E ÔMEGA 6

Ácido alfalinolênico (AAL)
Gordura ômega 3

Ácido linoleico (LA)
Gordura ômega 6

FIGURA 40

133

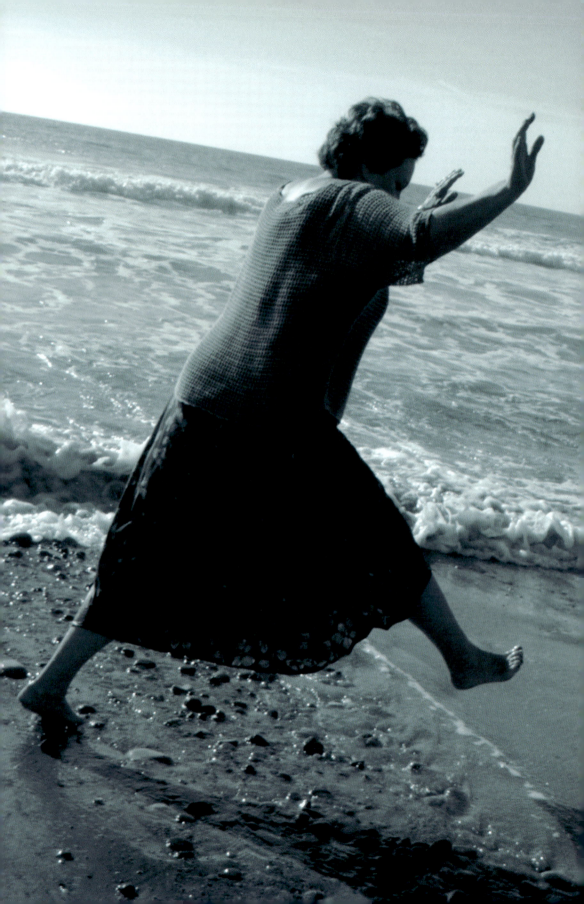

associados com a doença de Alzheimer cresceu muito nos últimos anos. As amiloides, que se mostraram inadequadas como protótipo para estudos preliminares, hoje foram deixadas de lado em favor da pesquisa de novos genes. Esse é o caso APOE, objeto de pesquisa em três das maiores empresas farmacêuticas do mundo.

Estudos em pequena escala foram realizados pelos autores deste livro há vários anos, com resultados muito promissores. Espera-se que os primeiros medicamentos concebidos para estimular a produção do gene APOE sejam testados em humanos dentro de alguns anos.

Em laboratórios universitários, onde as pesquisas ainda estão em estágio inicial, genes APOE normais foram injetados com sucesso no cérebro de camundongos usando-se vírus geneticamente modificados. Os resultados foram surpreendentes, mas é provável que leve vários anos, talvez mais de uma década, para que essa tecnologia venha a ser usada em seres humanos. A terapia genética em humanos, ou a substituição de genes defeituosos por genes normais, infelizmente deparou com muitos obstáculos nos últimos 15 anos. A aparição de câncer espontâneo é certamente o efeito colateral mais pernicioso encontrado. Embora ainda incipiente, essa nova ciência oferece grande esperança e, com os avanços científicos, finalmente será possível superar esses efeitos prejudiciais em nome do bem-estar dos pacientes.

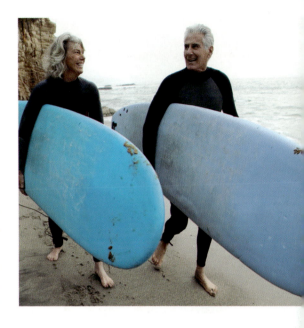

E ONDE ENTRA A PREVENÇÃO EM TUDO ISSO?

Nos jornais, nas revistas, na internet e mesmo na televisão, muitas reportagens nos fazem acreditar que a melhor forma de prevenir a doença de Alzheimer é levar uma vida saudável, alimentando-se bem e praticando atividade física... simples assim!

É verdade, as novas tendências mostram claramente que as pessoas mais velhas e os filhos do *baby boom* estão esforçando-se para se exercitar mais do que as gerações anteriores e, sobretudo, para comer melhor. Eles não só querem ter um corpo mais saudável como estão absolutamente determinados a manter a mente sã e aguçada. É claro que ninguém ficará surpreso de saber que há muita ansiedade pelas doenças

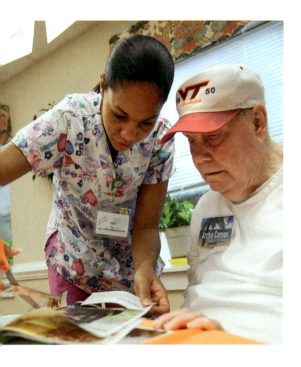

cerebrais; isso é especialmente verdadeiro no caso da doença de Alzheimer, que com frequência acomete os idosos, cada vez mais numerosos nesses primeiros anos do século XXI. Estudos estatísticos sofisticados nos permitiram determinar com precisão que, se os cientistas conseguissem postergar o início da doença de Alzheimer em cinco anos, o número de pessoas afetadas seria reduzido *quase pela metade* em menos de uma geração. O que é ainda melhor, se conseguíssemos postergar a enfermidade em dez anos, mais de 90% dos afetados hoje poderiam morrer de velhice e não em decorrência da doença. Está claro, portanto, que o objetivo de retardar o início do Alzheimer parece muito mais promissor do que o de reverter a perda de células cerebrais nas pessoas já diagnosticadas.

Por cerca de dez anos, vários cientistas nos Estados Unidos e na Europa conceberam estudos experimentais em grande escala. Tais estudos permitiram avaliar medicamentos experimentais com potencial de prevenção suficiente para justificar um grande investimento e vários anos de pesquisa. Dito isso, a maior parte dos estudos de prevenção realizados nos últimos anos obteve sucesso apenas limitado, como explicamos a seguir.

Dois métodos distintos foram usados para identificar os medicamentos com mais probabilidade de retardar o início da doença de Alzheimer. O primeiro deles focou um grupo de pessoas que já apresentavam distúrbios de memória muito mais sérios do que os normalmente observados em idosos saudáveis no estágio 3, como descrito no Capítulo 4. Por outro lado, seu comprometimento cognitivo era, na verdade, muito menos significativo do que o observado em portadores de Alzheimer. Esse grupo-controle era composto de pessoas que apresentavam comprometimento cognitivo leve (CCL) e tinham apenas 50% de chance de vir a desenvolver a doença no período de três anos após o recrutamento.

Para avaliar o potencial de prevenção dos novos medicamentos, os pesquisadores montaram dois grandes grupos de pessoas com CCL. Os participantes receberam vários agentes de proteção ou placebos e foram subme-

CAPÍTULO 8 – O QUE ESTÁ POR VIR: PESQUISAS MÉDICAS NOS PRÓXIMOS ANOS

tidos a acompanhamento médico regular por dois a quatro anos depois de ter sido recrutados.

A primeira família de medicamentos avaliados pertencia ao grupo dos agentes anti-inflamatórios não esteroides (Figura 41), usados para aliviar a dor causada pela artrite. Como vimos no Capítulo 7, em grandes estudos epidemiológicos realizados em meados dos anos 1990, os pesquisadores descobriram que os indivíduos que tomavam esse tipo de medicamento tinham uma redução significativa no risco de vir a ter doença de Alzheimer, em comparação com pessoas mais velhas que não haviam tomado esses anti-inflamatórios. Da mesma forma, estudos realizados com gêmeos idênticos (monozigóticos) revelaram que, muitas vezes, o gêmeo que não desenvolvia doença de Alzheimer apresentava episódios frequentes de artrite. Embora de início se tenha pensado que a artrite talvez pudesse proteger da doença de Alzheimer, logo ficou claro que eram os medicamentos para combater a artrite os responsáveis por esse efeito protetor.

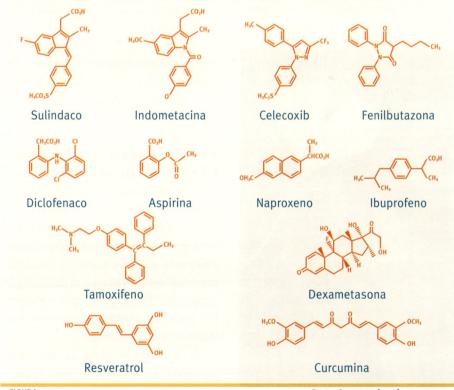

FIGURA 41 Fonte: *Oncogene* (2004) 23, p. 9247

Considerando-se todas essas descobertas científicas, pela primeira vez se propôs que vários agentes anti-inflamatórios não esteroides fossem estudados em pessoas com CCL, tendo em vista a prevenção. Uma das primeiras moléculas testadas foi o Vioxx (rofecoxibe), medicamento que foi retirado do mercado em 2004 em razão de seus efeitos colaterais cardíacos consideráveis. Os pesquisadores também examinaram seu principal concorrente, Bextra (valdecoxibe) ou Celebra (celecoxibe), que infelizmente não apresentou nenhum efeito benéfico nas pessoas com CCL. Esse fármaco também foi retirado do mercado pelo fabricante por causa de efeitos colaterais sérios. Por fim, estudou-se um medicamento genérico da família dos agentes anti-inflamatórios não esteroides chamado naproxeno. Este último estudo se mostrou o mais interessante de todos, já que logo ficou claro que seu uso parecia retardar de maneira significativa o início da doença de Alzheimer em um grupo muito específico de pacientes: aqueles que foram recrutados para o estudo sem absolutamente nenhum sinal de déficit de memória. Infelizmente, nos indivíduos que apresentavam déficits de memória modestos no momento em que foram recrutados, o medicamento não teve efeito protetor depois de certo tempo.

Vários estudos complementares vêm sendo realizados nos Estados Unidos e no Canadá para determinar até que ponto essa família específica de medicamentos é capaz de reduzir o risco de doença de Alzheimer, bem como se os efeitos observados podem ser replicados em diferentes populações.

Também precisamos determinar por que certo grupo de pacientes parece ter sido protegido, ao passo que outros subgrupos de indivíduos que tomaram o mesmo medicamento tiveram doença de Alzheimer mesmo assim. Seria uma questão de suscetibilidade genética particular? De presença de outras doenças? De outros fatores de risco não genéticos? Essas questões fundamentais serão estudadas de forma sistemática nos próximos anos.

O segundo método de prevenção estudado recentemente nos Estados Unidos não é direcionado a indivíduos

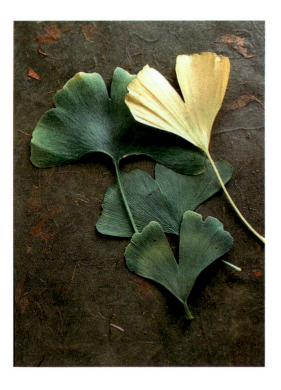

CAPÍTULO 8 – O QUE ESTÁ POR VIR: PESQUISAS MÉDICAS NOS PRÓXIMOS ANOS

com CCL, mas a pessoas mais velhas na população em geral que, em decorrência de seu histórico familiar, parecem ter um risco mais alto de vir a desenvolver doença de Alzheimer. Esse estudo, que demandou grande investimento, acompanhou milhares de pacientes ao longo de quase oito anos. O medicamento testado foi um extrato concentrado de *Ginkgo biloba*, que os cientistas obtiveram enriquecendo a parte biológica da planta na qual a ação antioxidante é mais intensa.

Os médicos deram extrato de *Ginkgo biloba* a um grupo de pacientes e, ao mesmo tempo, deram um placebo a outro grupo, para determinar com precisão se o início da doença de Alzheimer pode ser postergado usando-se um agente antioxidante potente. Os resultados mostraram que esse método não tem nenhum efeito protetor sobre as pessoas com risco de vir a ter a doença. A esse estudo, soma-se outro realizado em 2005 em pessoas com CCL que tomaram uma dose concentrada de vitamina E por três anos. Mais uma vez, a substância não foi capaz de retardar o início da doença de Alzheimer no grupo de risco.

Dito isso, os fracassos recentes com moléculas relativamente simples – vitamina C, vitamina E, celecoxibe – permitiram configurar a estrutura necessária para realizar estudos de prevenção em grande escala na América do Norte e na Europa. Essas pesquisas também possibilitaram que os cientistas examinassem e validassem vários bio-

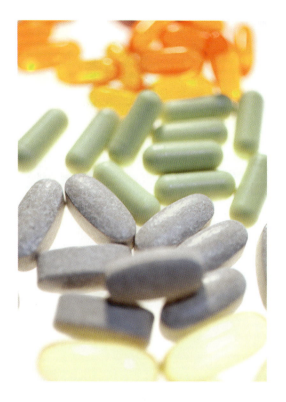

marcadores que logo serão usados em conjunto com a análise dos sintomas para melhor entender e prever quando e como uma pessoa tem doença de Alzheimer. Por fim, graças a essas pesquisas, foi possível identificar os métodos de exame cerebral mais adequados para monitorar a progressão da doença, mesmo antes de os primeiros sintomas aparecerem em pessoas com alto risco.

Em outras palavras, hoje sabemos como monitorar simultaneamente as mudanças dentro do cérebro e as alterações sutis nos sintomas e no funcionamento da memória, bem como certas mudanças genéticas e biológicas em pessoas a caminho da doença de Alzheimer. Está claro que, num futuro relati-

139

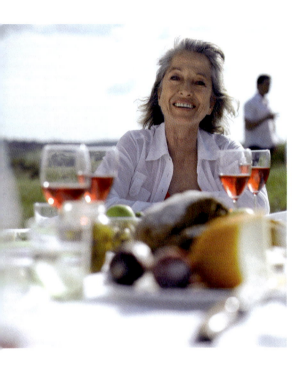

vamente próximo, seremos capazes de começar a usar medicamentos experimentais mais sofisticados do que as vitaminas e outros medicamentos genéricos usados até agora para desacelerar a progressão e até mesmo postergar o início da doença de Alzheimer em pessoas com predisposição genética ou simplesmente com alto risco. Os estudos prototípicos de segunda geração devem ser mais ou menos assim:

- Primeiro, determinaremos, na população em geral, as pessoas com maior risco de vir a desenvolver doença de Alzheimer. Estas não apresentarão nenhum dos sintomas clássicos da doença, mas terão um ou dois fatores de risco genéticos claramente identificados. Os exames cerebrais mostrarão que elas têm perda neuronal significativa ou depósitos amiloides já estabelecidos, apesar da ausência de sintomas visíveis. Uma vez identificado o grupo-controle, os participantes receberão aleatoriamente o medicamento experimental ou um placebo. Esse estudo prototípico deverá durar entre cinco e dez anos.
- Ao contrário dos medicamentos atualmente disponíveis sob prescrição, os fármacos experimentais serão concebidos para modificar diretamente a biologia do cérebro, a fim de desacelerar ou interromper o processo degenerativo típico da doença. Em outras palavras, já não tentaremos apenas reduzir os sintomas, mas mudar a maneira como a doença progride com o tempo.

Hoje, as linhas de pesquisa mais promissoras utilizam medicamentos anti-inflamatórios não esteroides ou agentes farmacológicos que modulam genes defeituosos, como o gene "preguiçoso" alipoproteína E.

Esses métodos obviamente nos ensinarão muito sobre a doença e sua progressão nas fases que precedem o aparecimento dos primeiros sintomas. Com pesquisa continuada, em poucos anos conseguiremos conter esse flagelo do século XXI.

Não podemos encerrar esta seção sobre prevenção sem discutir brevemente os resultados obtidos nos últimos anos com mudanças no estilo de vida.

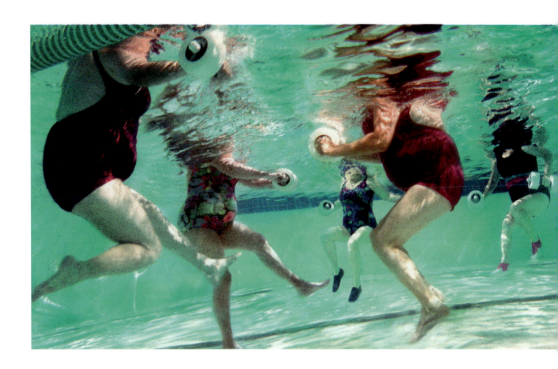

Por exemplo, descobriu-se que as pessoas com doença de Alzheimer que adotam uma dieta mediterrânea notam uma desaceleração no processo de perda de memória; o que é ainda mais importante, a mortalidade é reduzida de maneira significativa. Os mecanismos biológicos específicos em ação ainda não estão totalmente claros, mas o fenômeno parece ser bastante real. Além disso, estudos realizados nos Estados Unidos entre 1992 e 2006 com idosos saudáveis mostraram que uma dieta mediterrânea combinada com atividade física regular pode reduzir o risco da doença em mais de 35%, em comparação com pessoas saudáveis que fazem pouca ou nenhuma atividade física e seguem uma dieta comum.

Possivelmente, portanto, fazer que as pessoas em risco, mas sem sintomas, consumam esse tipo de dieta bem planejada pode ter efeitos ainda mais positivos sobre a ocorrência de doença de Alzheimer, sobretudo se elas também seguirem um programa regular de exercícios.

Nessa linha, devemos mencionar também um recente estudo sueco muito interessante, que examinou os efeitos positivos de uma dieta enriquecida com ácidos graxos ômega 3 e ômega 6 (de origem vegetal e animal) em portadores da doença de Alzheimer, mas com predisposição genética variada. Os resultados da pesquisa são surpreendentes, mas lógicos. Somente os indivíduos com o gene preguiçoso

APOE4, que discutimos em capítulos anteriores, apresentaram uma (pequena) melhora em sua condição ao consumir ômega 3 e ômega 6, ao passo que as pessoas sem esse gene defeituoso não tiveram nenhum benefício com a ingestão de ácidos graxos.

Essa nova ciência, chamada farmacogenética, implica examinar atentamente o perfil genético de um indivíduo antes de administrar determinado medicamento. Isso nos possibilitou, nos últimos anos, entender por que alguns fármacos funcionam muito bem em uma pessoa e não em outra. O motivo é que os genes que herdamos de nossos pais têm grande influência sobre a ação dos medicamentos e a intensidade de certos efeitos colaterais, como náusea e vômito.

Essa ciência incipiente deu passos gigantes em um curto intervalo. A maioria dos medicamentos experimentais estudados hoje vem sendo testada em pacientes cujo perfil genético geral foi previamente determinado com precisão.

Pouco a pouco, estamos indo em direção a uma espécie de medicina "individualizada", em que os pacientes receberão o tratamento mais adequado para sua doença, mas adaptado de acordo com a natureza e o comportamento dos genes transmitidos por seus pais. Com a farmacogenética, poderemos nos afastar da abordagem atual,

baseada em tentativa e erro, e oferecer tratamentos mais eficazes.

Não podemos ignorar os benefícios, já bem demonstrados, que as mudanças no estilo de vida oferecem nem seu impacto sobre o risco de vir a desenvolver doença de Alzheimer. Temos todo o direito de esperar, nas próximas décadas, ser capazes de medir concretamente os benefícios de controlar melhor os fatores cardiovasculares:
- Nível elevado de colesterol
- Diabetes
- Hipertensão
- Síndrome metabólica
- Obesidade

Considerando-se que o uso de medicamentos para reduzir o risco cardiovascular está se tornando comum no mundo inteiro, já não sendo direito exclusivo dos países ocidentais, podemos esperar uma redução indireta, mas significativa, na incidência e na prevalência da doença de Alzheimer.

Hoje, é extremamente difícil medir o alcance desses benefícios, tendo em vista a criação de vários medicamentos genéricos usados para controlar os fatores de risco. Porém, nos próximos 30 anos esses fármacos certamente terão uma influência muito maior sobre o risco de vir a desenvolver a doença do que tiveram nos últimos 20.

Em resumo

O que está por vir: pesquisas médicas nos próximos anos

As pesquisas terapêuticas já não visam simplesmente aliviar os sintomas da doença, mas impedir sua progressão e até mesmo prevenir seu aparecimento. O controle medicamentoso de fatores de risco como colesterol, diabetes, pressão alta e inflamação oferece caminhos interessantes. Também vêm sendo feitas tentativas de atacar diretamente os genes defeituosos ligados à doença, ou seus produtos, como os amiloides e a apolipoproteína E. Descobertas recentes indicam que esses tratamentos devem ser individualizados, já que cada pessoa tem uma bagagem genética distinta e tende a reagir de maneira diversa aos medicamentos prescritos.

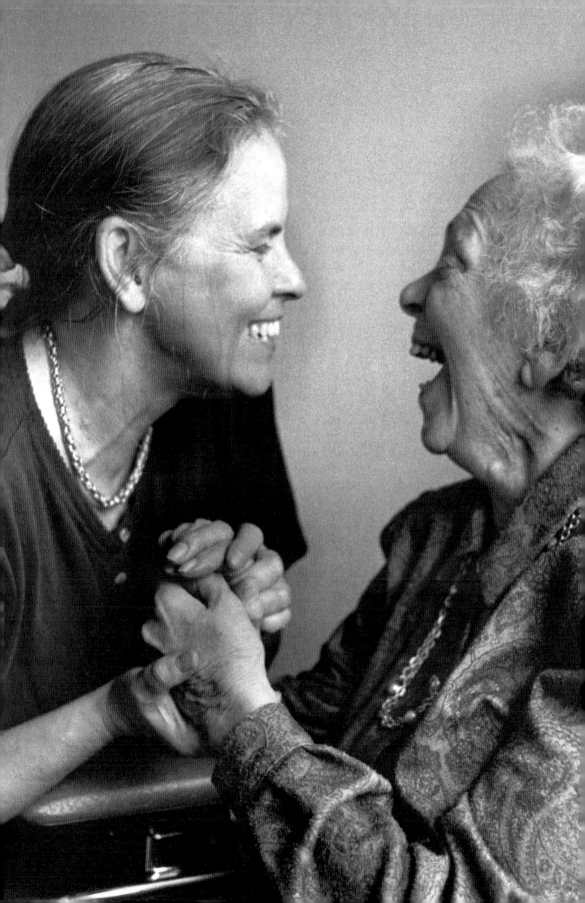

CAPÍTULO 9

As principais decisões a ser tomadas no decurso da doença de Alzheimer

Uma série de decisões têm de ser tomadas por quem recebe o diagnóstico de Alzheimer e por seus entes queridos. Algumas são simples; outras, angustiantes. Acreditamos ser importante falar sobre essas decisões aqui, na ordem em que aparecem. Esse conhecimento prévio facilitará a administração dos cuidados nos vários estágios da doença.

A PRIMEIRA CONSULTA MÉDICA

Muitas pessoas com doença de Alzheimer não estão cientes de que vêm apresentando dificuldades em sua vida cotidiana. Por exemplo, é preciso lembrá-las do horário no cabeleireiro ou da consulta médica, de aniversários, visitas marcadas... Suas contas são pagas em atraso – ou não são pagas. Elas podem esquecer onde estacionaram o carro ou perder a carteira dentro de casa, o que por vezes as faz suspeitar de furto. Quando a família lhes diz que algo mudou, sendo necessário consultar um médico, elas quase sempre respondem que "não há nada de errado". Quando os parentes insistem, elas mudam de assunto ou ficam irritadas. Essa "anosognosia", ou não reconhecimento da doença, reduz um pouco sua ansiedade, mas não a das pessoas de seu convívio.

Outros indivíduos reconhecem de imediato que estão apresentando sintomas, sobretudo com relação à memó-

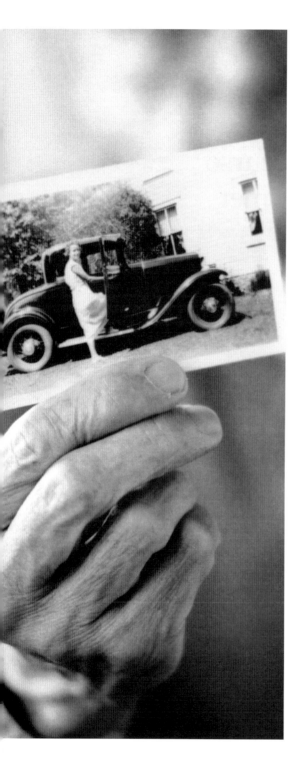

ria, e decidem consultar um especialista. O ideal, mesmo no estágio muito inicial da doença de Alzheimer, é que a pessoa seja acompanhada por alguém próximo quando for ao médico. Essa consulta sobre "problemas de memória" pode ou não coincidir com a consulta anual ao clínico geral, mas certamente será necessária mais de uma consulta para fazer um levantamento do histórico do paciente e realizar os exames adequados.

Que conselhos podemos dar aos familiares quando alguém que apresenta os sintomas se recusa a ir ao médico? Às vezes, é preciso marcar uma consulta para "os dois ao mesmo tempo", ou fingir ir junto "para tomar vacina". Conversar sobre a doença de Alzheimer não é obrigatório nesse estágio; é mais simples chamar de "exame de memória anual". No entanto, convém informar o médico antes, para que ele possa planejar melhor a consulta.

A primeira consulta geralmente é com o clínico geral. Aqueles que não fazem acompanhamento com um clínico geral, como muitas vezes é o caso, podem ir a um centro de pronto-atendimento. No entanto, ela ou seu acompanhante devem pedir ao médico de plantão que programe uma consulta com um neurologista para uma avaliação mais detalhada.

Após o diagnóstico, os cuidados quase sempre são compartilhados entre o especialista e o clínico geral, cujo consultório costuma ficar mais próximo da residência da pessoa afetada.

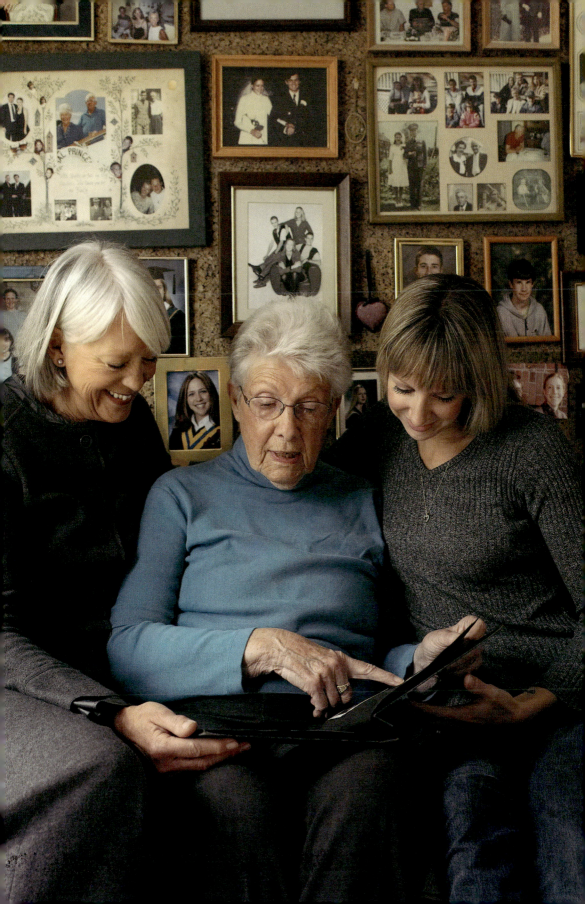

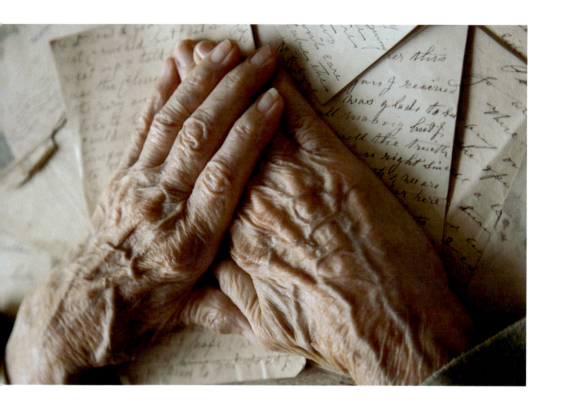

QUANDO O DIAGNÓSTICO É CONFIRMADO, A PESSOA DEVE SER INFORMADA?

A regra geral é contar a verdade a uma pessoa com doença de Alzheimer se ela fizer uma pergunta direta – "Doutor, eu tenho doença de Alzheimer?" –, a não ser que exista o risco de uma reação catastrófica, isto é, que provoque depressão ou ansiedade intensa, causando grande sofrimento e levando até mesmo a uma tentativa de suicídio. Isso é relativamente raro, considerando o grande número de pessoas que passam por essa experiência. Em geral, o médico, com a ajuda de pessoas próximas do paciente, avalia esse risco antes de revelar o diagnóstico. Dessa forma, a divulgação gradual de informações, dependendo das perguntas feitas pelo paciente, parece ser a maneira mais eficaz de lidar com essa questão.

Por outro lado, o médico deve informar alguém de confiança assim que o diagnóstico for confirmado, já que será preciso lidar com uma série de questões cruciais em curto prazo: fazer uma procuração para cuidados de saúde em caso de incapacidade e uma procuração de plenos poderes; avaliar a capacidade de dirigir sem nenhum risco e a segurança no lar; planejar a gestão financeira e muitos outros assuntos.

PROCURAÇÃO PARA CUIDADOS DE SAÚDE EM CASO DE INCAPACIDADE E PROCURAÇÃO DE PLENOS PODERES

É cada vez mais comum que as pessoas escolham um procurador com antecedência, para o caso de uma doença ou acidente impedi-las de fazer escolhas posteriores. Considerando os estágios inevitáveis da doença de Alzheimer, o paciente deve fazer essa escolha enquanto ainda estiver apto e em plena posse de suas faculdades. O documento mais recomendado é uma combinação de procuração de plenos poderes e procuração para cuidados de saúde em caso de incapacidade, preparado na presença de um advogado. As cláusulas mais comuns são:

- a transferência de decisões financeiras a um amigo ou parente próximo, nomeado procurador – em outras palavras, a pessoa, daí em diante, confia a administração de suas finanças pessoais a um terceiro;
- a transferência de decisões médicas a um amigo ou parente próximo, nomeado procurador – em outras palavras, a pessoa confia decisões médicas futuras a um terceiro.

Esse documento também pode conter cláusulas que definem claramente as intenções da pessoa sobre a doença. Por vezes, tal documento é conhecido como "testamento vital":

- consentimento (ou não) para reanimação cardíaca – se a pessoa quer

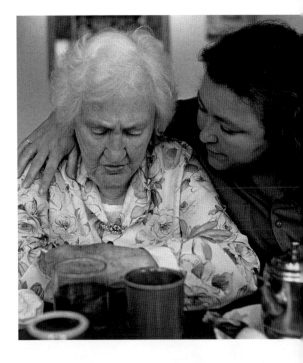

que se tente reanimá-la após uma parada cardiorrespiratória, um AVC ou outro trauma, ou não;
- consentimento para suporte artificial de vida (ou não);
- interesse em participar de pesquisas médicas – isto é, testes de medicamentos experimentais ou outras intervenções diagnósticas ou terapêuticas.

Quase sempre, o cônjuge e pelo menos um filho, irmão(ã) são escolhidos como procuradores. Se esse documento não for feito com antecedência suficiente e a pessoa se tornar mentalmente incapaz, a família deve consultar um advogado para fazer os devidos ajustes, os quais variam de um país para outro.

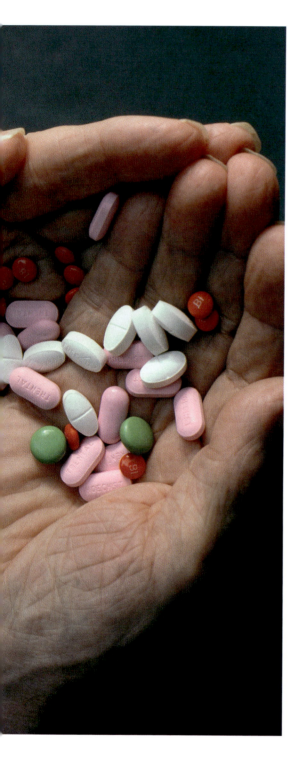

Depois que o indivíduo recebe o diagnóstico de doença de Alzheimer, fica muito difícil fazer ou modificar um testamento, já que qualquer alteração poderia ser contestada após a morte do paciente por um herdeiro frustrado. Pode-se pedir o parecer de um médico especialista sobre a capacidade do paciente antes de o testamento ser executado, mas a experiência mostra que, se contestado com o apoio de uma segunda opinião, o testamento quase sempre acaba sendo anulado quando é redigido depois de confirmado o diagnóstico. Esse tipo de método, portanto, resulta em custos adicionais, com pouquíssimas chances de sucesso.

Para evitar ambiguidades, gastos inúteis e frustração, é melhor planejar com antecedência: é essencial contratar um advogado para preparar o testamento e uma procuração para cuidados de saúde em caso de incapacidade, documentos que atestem as escolhas e os desejos do indivíduo em questão. Uma situação clara facilitará a vida do paciente e de seus entes queridos. Os custos não são proibitivos, e os benefícios serão enormes.

A PESSOA DEVE TOMAR MEDICAMENTOS PARA TRATAR A DOENÇA DE ALZHEIMER?

Os medicamentos disponíveis hoje não curam, mas reduzem alguns sintomas por um ou dois anos em mais de metade dos pacientes. Os dados mais recentes

CAPÍTULO 9 – AS PRINCIPAIS DECISÕES A SER TOMADAS NO DECURSO DA DOENÇA DE ALZHEIMER

indicam que uma combinação dos dois grupos de medicamentos que agem sobre a acetilcolina e o glutamato retarda de modo significativo a admissão em uma instituição de longa permanência; com efeito, eles mantêm os pacientes nos estágios leve e moderado por mais tempo. É comum, na prática médica, experimentar pelo menos um ou dois desses fármacos por um período mínimo de seis meses, e então avaliar os efeitos, que variam muitíssimo de uma pessoa para outra. Felizmente, os efeitos colaterais são leves e reversíveis.

Devemos acrescentar que doenças facilmente tratáveis, como depressão e deficiência de algumas vitaminas, como B_{12}, podem acompanhar a enfermidade. Muitas vezes, é necessário tratar esses problemas antes de chegar a um diagnóstico final de doença de Alzheimer.

A PESSOA AINDA PODE DIRIGIR?

Sejamos realistas: toda pessoa com Alzheimer terá de parar de dirigir em algum momento. Dependendo do país, a lei permite certa flexibilidade de acordo com o estágio da doença. No Brasil, a restrição fica por conta dos familiares e do atestado do médico. Observe-se que, para as mulheres, ter a carteira suspensa não é um problema tão grande quanto para os homens; estes costumam resistir à perda desse privilégio e, em casos extremos, podem decidir dirigir sem carteira de habilitação válida. Em uma situação como essa, o cônjuge ou a família terá de intervir (com algo do tipo "o carro quebrou!").

O ideal é encorajar a pessoa a tomar a decisão por conta própria, já que muitos pacientes entendem bem o impacto dos sintomas da doença sobre sua capacidade de conduzir um veículo. Diminuir gradativamente as distâncias percorridas facilita a transição para a condição de não dirigir mais. A pior solução, mas, às vezes, a única, é se livrar do veículo.

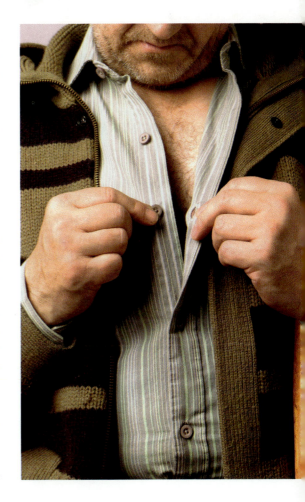

151

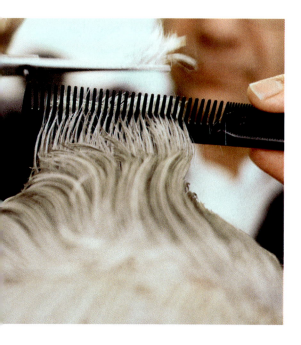

A PESSOA PODE MORAR SOZINHA EM SEGURANÇA?

Muitas mulheres com doença de Alzheimer moram sozinhas por certo tempo, causando preocupação à família. Pode haver sinais perigosos: alimentos na geladeira que há muito passaram da data de validade; a porta de entrada destrancada; uma chaleira ou boca de fogão esquecida acesa; convites para que estranhos entrem na casa. Com o tempo, cigarros também podem ser um problema, sobretudo pelo risco de incêndio. Caso a família tenha condições financeiras, a visita periódica de um terapeuta ocupacional e de outros profissionais de saúde é bastante indicada. No Brasil, embora haja no Sistema Único de Saúde (SUS) um Programa de Assistência aos Portadores da Doença de Alzheimer, seu funcionamento ainda deixa a desejar.

Recomenda-se que o paciente tenha ajuda doméstica e também utilize uma pulseira com alerta de emergência de saúde, que permite ativar um alarme ou contatar serviços de emergência médica. Essa medida pode ser crucial num caso de queda, por exemplo.

Deve-se estar preparado para a perda de autonomia. É possível se hospedar em "residências provedoras de serviços". Nesse tipo de instituição, diversos serviços são oferecidos individualmente de acordo com as necessidades da pessoa: administração de medicamentos durante o dia nos seus devidos horários, refeições em uma lanchonete comunitária, atividades físicas supervisionadas por fisioterapeutas, atendimento de emergência 24 horas, traslado de ônibus para excursões etc. Normalmente, há uma enfermeira no local durante o dia, e um clínico geral faz visitas semanais. No entanto, ao menos no Brasil, o custo desses serviços ainda é alto.

A PESSOA PODE SAIR DE CASA SOZINHA?

No clima setentrional do Canadá, ocorrem tragédias no inverno, quando as pessoas saem de casa, se perdem e morrem de frio. Boa parte delas é composta por portadores de Alzheimer que escaparam à atenção daqueles à sua volta.

CAPÍTULO 9 – AS PRINCIPAIS DECISÕES A SER TOMADAS NO DECURSO DA DOENÇA DE ALZHEIMER

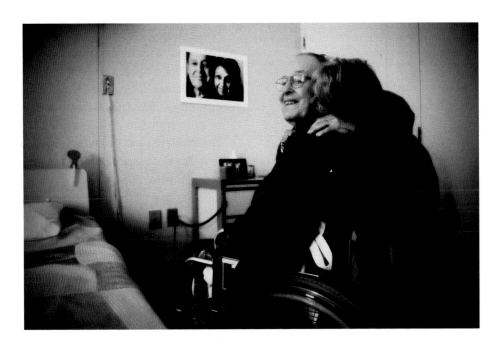

Há uma explicação muito simples para esse fenômeno. À medida que a doença avança, não só as memórias desaparecem, como também as referências espaciais.

Em termos práticos, imagine que um indivíduo, ao sair de casa, não tem dificuldade de reconhecer a cerca do vizinho, a fachada da casa do outro lado da rua, o hidrante de incêndio na esquina, o semáforo em frente ao restaurante etc. Mas, no caminho de volta, ele só se lembra de como é sua rua quando vista da sacada, e não se recorda de absolutamente nenhuma das mesmas referências quando vistas da direção oposta! Essa rua, com efeito, não se parece nem um pouco com a que ele guarda na memória. É compreensível, portanto, que passe batido por ela. É aí que surge o fenômeno de perambulação. A pessoa está à procura de um conjunto de referências espaciais que normalmente vê de certa maneira, de certa perspectiva... mas não as encontra.

Aqueles que cuidam de pessoas com Alzheimer precisam se preparar para a desorientação espacial fazendo-as usar uma pulseira com informações que permitam às autoridades trazer a pessoa perdida para casa. Atualmente, várias empresas oferecem dispositivos GPS para localização de idosos.

Às vezes, é preciso instalar uma tranca suficientemente alta nas portas que dão para a rua para evitar que a pessoa saia de casa, já que não é incomum que indivíduos com doença de Alzheimer se levantem no meio da noite por causa de distúrbios de sono.

QUE FAZER SE A PESSOA FICAR IRRITADA?

Vários transtornos de humor e de comportamento podem ocorrer nos diferentes estágios da doença. Alguns detalhes devem ser mencionados:
- tais transtornos de humor e de comportamento não são permanentes;
- em geral, são desencadeados por um fator externo (um ruído, escuridão) que pode ser modificado;
- por vezes, terão de ser tratados com um ou mais medicamentos, mas apenas por um período limitado (normalmente, não mais de três meses);
- não é aconselhável que o paciente tome comprimidos para dormir, já que estes podem causar quedas e aumentam a confusão noturna;
- é uma boa ideia consultar o médico responsável, a Associação de Alzheimer e grupos de apoio nos centros de saúde das redondezas para compreender esses transtornos e lidar melhor com eles.

O comportamento agressivo pode gerar estresse e exaustão no enfermeiro ou cuidador informal. Esse é, muitas vezes, o fator que desencadeia a internação da pessoa em um asilo: "É hora?" Com frequência, esses comportamen-

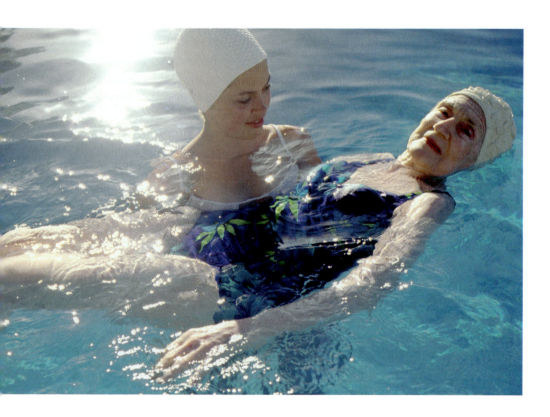

tos tornam mais complicado prover cuidados e, sobretudo, afetam a qualidade de vida. Felizmente, a violência física, que é muito rara, pode ser evitada com um pouco de tato: isso significa não reprimir a pessoa nem usar a força, mantendo a calma e concordando com o que ela diz. Esse tipo de irritação costuma ser cíclico e é mais frequente perto do fim do dia. É importante determinar a fonte de frustração e tentar amenizar seus efeitos.

O uso temporário de medicamentos às vezes é necessário e deve ser discutido com o médico responsável. Por sorte, esses lapsos costumam durar pouco, mas são perturbadores a ponto de fazer a família começar a pensar na necessidade de se planejar para uma instituição de longa permanência.

QUANDO É A HORA DE A PESSOA IR PARA UM ASILO?

Diante de uma situação que é quase inevitável nas sociedades e culturas ocidentais, essa é, provavelmente, a decisão mais angustiante que um parente próximo tem de tomar. Em certas circunstâncias óbvias, a institucionalização é uma necessidade urgente: a pessoa mora sozinha, está mal nutrida, cai com frequência... Existem instituições intermediárias, ou "residências provedoras de serviços", pequenas ou grandes, que talvez sejam aquilo de que o paciente precisa por determinado período.

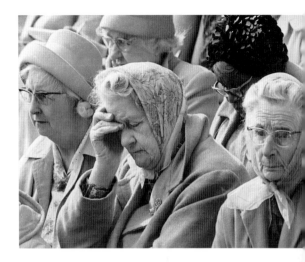

A PESSOA PODE PARAR DE TOMAR MEDICAMENTOS?

Alguns medicamentos tomados por um longo período para evitar um ataque cardíaco deixam de ser necessários após certa idade. Outros fármacos aumentam a confusão, ao passo que outros ainda já não servem para alguém que não pode caminhar ou perdeu muito peso. Naturalmente, portanto, o médico responsável e sua equipe discutirão com o procurador (ou guardião) a possibilidade de suspender pouco a pouco os medicamentos quando já não forem considerados úteis.

Não existe um processo claro que nos diga o momento certo de parar de prescrever medicamentos. Vários fatores, como a velocidade do declínio funcional e cognitivo, a condição geral do paciente, comorbidades e a duração da doença, são levados em conta ao tomar decisões.

UM CASO DE PNEUMONIA DEVE SER TRATADO?

Pneumonia é a causa de morte mais frequente. Costuma aparecer quando o portador de Alzheimer engasga ao beber e, mais tarde, ao comer. Nesse caso, deve-se confirmar com o procurador (ou guardião) o nível adequado de cuidado a fornecer:
- transferir a pessoa para um hospital para "reanimação";
- mantê-la no local em que se encontra e tratá-la com antibióticos orais;
- mantê-la onde está e prover cuidados paliativos, como oxigênio e morfina via adesivo cutâneo.

Em geral, tomar uma decisão não é difícil se for levada em conta a qualidade de vida do paciente. Por outro lado,

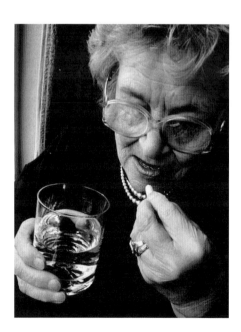

será muito mais fácil se a pessoa afetada expressou claramente, em uma procuração para cuidados de saúde, seus desejos precisos de reanimação, cuidados paliativos e outros tratamentos possíveis. Por vezes, essa discussão terá proporcionado uma oportunidade de decidir se o paciente deve ser submetido a autópsia para confirmar a causa exata da morte e a natureza da doença, e se o cérebro deve ser preservado em um banco para contribuir com pesquisas médicas sobre as causas da doença.

QUANDO ADOTAR MEDIDAS PARA PROTEGER A SAÚDE DO CUIDADOR?

Cuidar de um cônjuge ou parente com doença de Alzheimer e mantê-lo em casa é uma fonte de estresse considerável, exigindo por vezes grande esforço físico. Os cuidadores informais tendem a chegar ao limite e desabar diante da pressão. Como vimos, muitas decisões importantes recaem sobre suas costas no decurso da doença. O que é pior, à medida que a enfermidade progride, os cuidadores ficam cada vez mais isolados, a ponto de perder o controle de sua vida social. Momentos de descanso se tornam cada vez mais raros, e serviços de assistência domiciliar são caros. Muitas vezes o sono do cuidador informal fica extremamente prejudicado, o que o leva à exaustão e à fadiga acumulada. O desânimo e a tristeza são comuns e, com demasiada frequência, considerados normais à luz da situação.

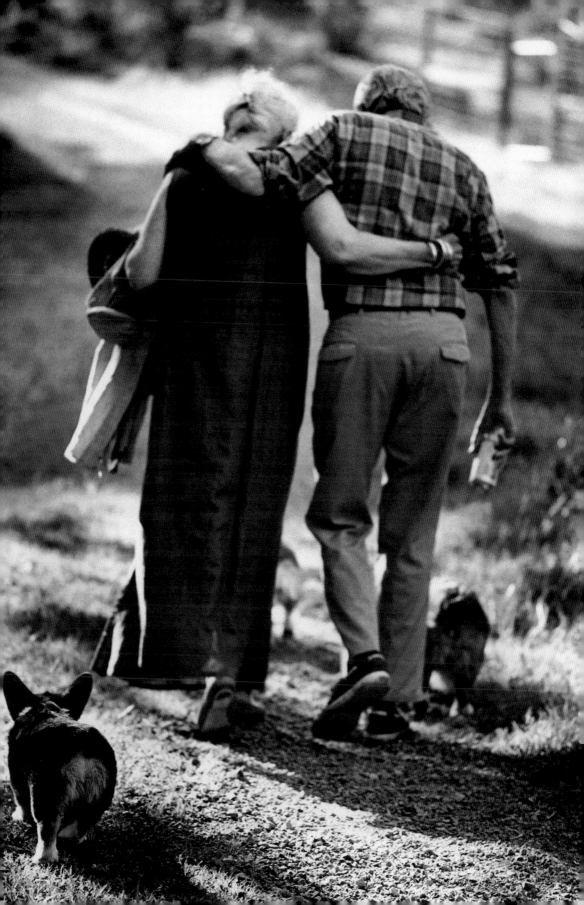

Cuidado! É precisamente nessa fase de desânimo que surgem os sintomas de depressão. Seus sinais mais comuns são fadiga permanente, dor física e perda de peso. Além disso, a depressão embota as funções cerebrais, levando a uma perda crônica de interesse e de vontade de fazer qualquer coisa.

Antes de chegar a esse ponto, é crucial se familiarizar com os serviços oferecidos aos pacientes e cuidadores. A maioria das associações de Alzheimer organiza reuniões de apoio e ajuda mútua para pacientes e cuidadores. Familiares também podem ser convocados a dividir as responsabilidades: não há vergonha em pedir ajuda! Aos primeiros sinais de depressão, os cuidadores devem consultar o médico. Atividade física é benéfica não só para os pacientes como para seus cuidadores. Em suma, estes devem combater o isolamento e recorrer a serviços disponíveis. O pior é não fazer nada, já que, em consequência, tanto o cuidador quanto o paciente vão sofrer.

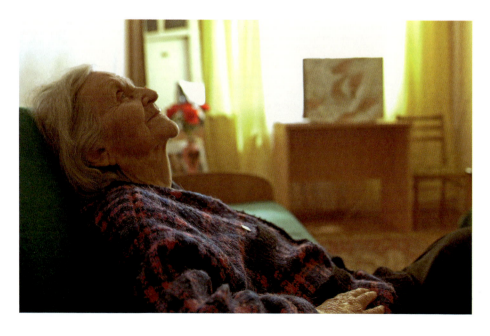

Em resumo

As principais decisões a ser tomadas no decurso da doença de Alzheimer

Uma pessoa com doença de Alzheimer raramente vai ao médico por vontade própria. Cabe aos familiares estar vigilantes e fazê-la se submeter aos testes de memória para que se possam tomar medidas assim que necessário.

O diagnóstico não deve ser ocultado do paciente, mas é melhor revelá-lo em etapas, ao longo de várias consultas. Portanto, um parente ou cuidador informal deve ser informado da situação, já que será preciso tomar uma série de decisões nos meses seguintes.

Em conjunto com a pessoa afetada, deve-se preparar uma procuração para cuidados de saúde em caso de incapacidade, bem como um testamento e uma procuração de plenos poderes registrada em cartório, confiando a gestão das finanças pessoais a um terceiro. A possibilidade de deixar de dirigir também deve ser discutida com o médico responsável e com os familiares do paciente. No Brasil, a decisão de iniciar os procedimentos para que este seja entregue aos cuidados de uma instituição especializada em tempo integral costuma partir da família.

A suspensão dos medicamentos usados para tratar a doença de Alzheimer é um assunto delicado. Não há fórmula mágica para determinar o momento certo de fazê-lo.

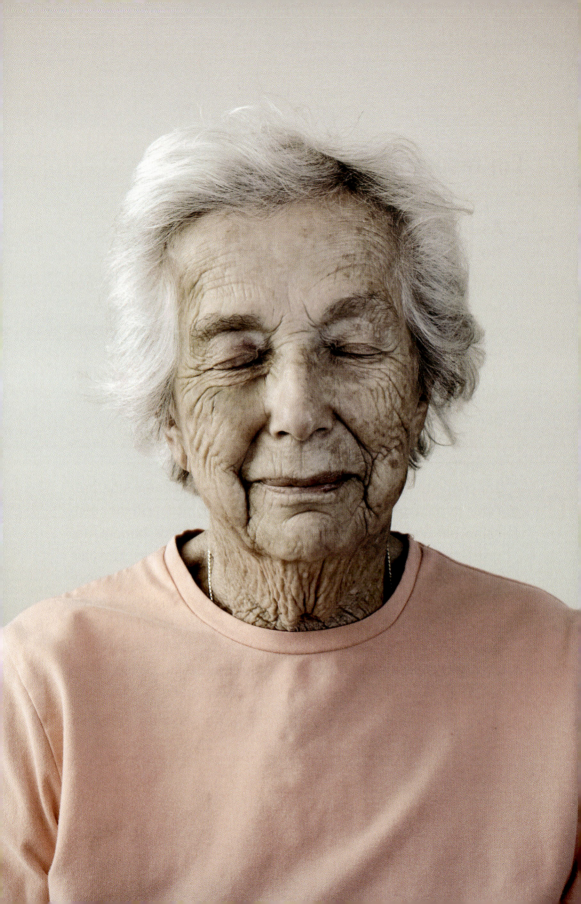

CONCLUSÃO

Cem anos de progresso e esperança

"É preciso ter aprendido muitas coisas
para saber perguntar o que não se sabe."

JEAN-JACQUES ROUSSEAU

Vimos, ao longo deste livro, que a medicina fez grandes avanços desde as descobertas iniciais do professor Alzheimer há mais de cem anos.

Com respeito às então chamadas formas "puramente familiares" da doença, hoje sabemos que três genes são diretamente responsáveis por desencadeá-la em muitas famílias espalhadas pelo mundo. Esforços sistemáticos vêm sendo feitos para localizar essas famílias e incentivá-las a participar de pesquisas terapêuticas direcionadas.

Quanto à forma esporádica de início tardio da doença de Alzheimer, descobrimos variantes genéticas que afetam de maneira significativa o risco de vir a desenvolver a enfermidade, a idade em que surge e até mesmo a velocidade com que progride. Essas variantes genéticas poderão nos ajudar a escolher o melhor método terapêutico para cada indivíduo, como hoje somos capazes de fazer com alguns tipos de câncer.

Além disso, quatro medicamentos sintomáticos (que atacam especificamente os sintomas da doença) foram desenvolvidos pela indústria farmacêutica entre 1990 e 2000. Um grande número de ensaios terapêuticos foram e estão sendo realizados para descobrir novas moléculas que possivelmente retardariam e até mesmo deteriam a doença de Alzheimer. Apesar de vários fracassos desde a aprovação do último medicamento, em 2006, aprendemos muito com esses estudos clínicos e aprimoramos ainda mais nossa compreensão da doença e dos mecanismos moleculares que causam a morte de células cerebrais.

Na última década, de uma perspectiva diagnóstica, avançamos sobremaneira na capacidade de identificar a doença de Alzheimer em estágios cada vez mais incipientes. Por exemplo, em 2004, os dados demográficos do Canadian Study of Health and Aging (Estudo Canadense sobre Saúde e Envelhecimento), combinados com estatísticas sobre a venda de medicamentos para tratar a doença de Alzheimer, mostraram que dos cerca de 250 mil portadores na época apenas 20% haviam sido devidamente diagnosticados e recebido tratamento adequado. Para surpresa geral, quase 15% das pessoas haviam sido diagnosticadas, mas não estavam tomando nenhum medicamento. Por fim, 65% dos canadenses com a doença não haviam recebido nem diagnóstico nem tratamento.

Havia muitas razões para a triste situação predominante há menos de dez anos. Entre as mais importantes estavam ideias preconcebidas que persistem ainda hoje: a perda de memória é completamente normal após certa idade... mesmo que o caso seja sério! Ou: depressão ou doença de Alzheimer é tudo a mesma coisa; vai passar. Na época, ainda ouvíamos clínicos gerais afirmarem que duvidavam da validade dos estudos científicos que levaram à aprovação dos medicamentos hoje usados para tratar a doença de Alzheimer.

Essas atitudes podem ser explicadas facilmente se compararmos a doença de Alzheimer com a de Parkinson. Quando administramos a primeira dose de um medicamento para combater esta última, a melhora dos tremores, da lentidão e da rigidez é visível em poucos minutos. No caso da doença de Alzheimer, a redução nos sintomas pode demorar até três meses para se fazer notar. Às vezes, o resultado mais visível é a ausência de piora, em comparação com uma rápida melhora como a observada nos indivíduos acometidos de Parkinson.

A doença de Alzheimer é, portanto, diferente de várias outras enfermidades que afetam pessoas idosas, o que significa que as expectativas em relação à resposta aos medicamentos devem ser alinhadas com a realidade. Um pacien-

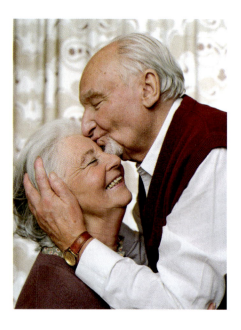

CONCLUSÃO – CEM ANOS DE PROGRESSO E ESPERANÇA

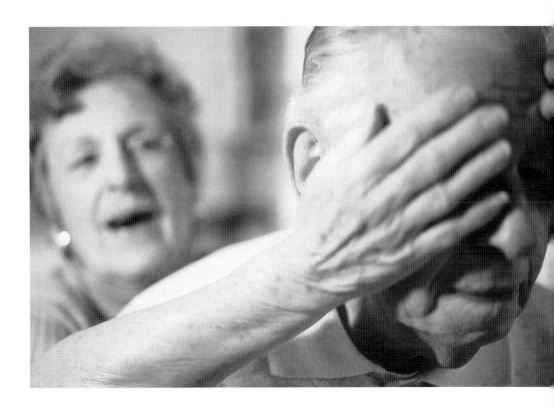

te com diabetes também experimentará uma redução sutil e quase invisível, apesar de tomar medicamento.

Felizmente, a situação diagnóstica melhorou muitíssimo desde que os dados canadenses foram publicados em 2004. O número de indivíduos que receberam o diagnóstico disparou, bem como a prescrição de medicamentos para combater a doença de Alzheimer. Além disso, usando novos critérios diagnósticos para detectar a enfermidade, os quais levam em conta medições do metabolismo cerebral obtidas por tomografia, é possível fazer um diagnóstico antes do estágio em que o paciente deixa de ser autossuficiente.

Por fim, nos últimos quatro anos, a ideia de prevenção esteve em primeiro plano na pesquisa médica nos países ocidentais. Essa situação surgiu, em certa medida, como reação à dificuldade de desenvolver novos medicamentos que sejam eficazes para impedir a progressão da doença. Há inclusive um dinamismo renovado nos centros de pesquisa universitários, que conceberam e iniciaram estudos em grande escala usando vitaminas E e C, anti-inflamatórios e até mesmo extrato de *Ginkgo biloba* como tratamentos preventivos. Embora não tenham levado à descoberta de um tratamento para prevenir a doença, esses estudos mostraram aos governos e à indústria farmacêutica que é possível levar adiante métodos ambiciosos desse tipo e, ainda assim, manter os custos sob controle. Agora que essas pesquisas se mostraram viáveis, é hora de passar à próxima etapa. Elas pavimentaram o caminho para uma série de investigações atuais bem estruturadas, cujo objetivo é analisar os benefícios da atividade física e da dieta mediterrânea.

Novos estudos preventivos estão sendo preparados para avaliar diferentes tipos de agentes anti-inflamatórios, bem como certas terapias para tratar diabetes e hipertensão em pessoas sem sintomas. Além disso, as pesquisas de novos fármacos para pessoas que já têm a doença avançam rapidamente, devendo os resultados desses esforços ser divulgados nos próximos anos.

Vemos isso claramente nas novas tendências divulgadas na mídia: os indivíduos mais velhos, bem como os filhos do *baby boom*, que estão chegando à aposentadoria a todo vapor, vêm se esforçando para se exercitar mais e comer melhor do que as gerações anteriores. Ninguém ficará surpreso de saber que eles estão muito ansiosos por problemas cerebrais, especialmente a doença de Alzheimer, já que acomete com mais frequência a coorte cada

vez mais numerosa de idosos do século XXI. Hoje, estudos estatísticos sofisticados nos permitem afirmar com certeza: se os cientistas fossem capazes de postergar o início da doença de Alzheimer em apenas dois anos, haveria uma redução de mais de 26% no número de pessoas afetadas em menos de uma geração. Melhor ainda, se fôssemos capazes de postergar seu início em cinco ou até mesmo dez anos, haveria 50% a 90% menos pessoas afetadas.

Visto desse ângulo, o objetivo de postergar o início da doença de Alzheimer parece mais realista do que o de reverter a perda de células cerebrais, que, como há muito sabemos, tem pouquíssimas chances de sucesso, mesmo que coloquemos nossas esperanças na tecnologia com células-tronco.

Portanto, o futuro parece promissor, embora os desafios médicos e científicos continuem sendo consideráveis. Nossa grande compreensão da enfermidade nos leva a prever novas soluções terapêuticas das quais não suspeitávamos há cinco anos. A proliferação, na América do Norte e na Europa, de novos centros dedicados à prevenção da doença de Alzheimer sinaliza uma nova etapa na pesquisa médica sobre as causas e os tratamentos desse mal – uma etapa cheia de promessa e esperança.

Posfácio

Estou escrevendo estas linhas poucas semanas após a morte da minha mãe, que ocorreu na madrugada de 2 de junho de 2011. Na verdade, porém, meu luto começou pelo menos 15 anos antes. Durante todo esse tempo eu estive ao lado dela, até seu último suspiro, no trágico labirinto da doença de Alzheimer, que lhe tirou tudo. Bonita e eloquente, sempre lutando por justiça social, equidade, igualdade entre homens e mulheres, direito a educação, democracia, liberdade. Princípios que ela defendeu corajosamente, assumindo riscos, especialmente sob o reinado do terror de François Duvalier e seus Macoutes sanguinários no Haiti. Rebelde, vivaz, apaixonada por ópera e literatura, uma altruísta incansável,

mas também uma mãe amorosa, sempre preocupada com suas duas filhas – que ela teve de criar sozinha quando o exílio a levou a atravessar o oceano e a começar do zero no Canadá, em Quebec. Ela fez tudo isso enquanto lidava com inúmeras preocupações e dificuldades.

Luce Depestre, minha mãe radiante e minha heroína. Ela merecia descansar e relembrar tudo que conquistou e tudo que nos ajudou – a nós, suas filhas, e a muitos outros – a conquistar.

Nós éramos muito próximas e, quando os primeiros sintomas da doença começaram a se manifestar, tentei desesperadamente entender o que estava acontecendo com ela: era depressão após um acidente no trabalho que a forçara a um afastamento? Um distúrbio cerebrovascular não diagnosticado? O resultado de circunstâncias e tensões familiares que a perturbavam profundamente? Tudo isso ao mesmo tempo? Ela já não conseguia participar de uma discussão, nem mesmo acompanhá-la. Ficou cada vez mais quieta, às vezes era incoerente e tinha ataques de pânico. Os médicos – pelo menos quatro – e naturopatas que ela consultou por conta própria, alarmada por se ver afundando em um estado em que tudo parecia estar desaparecendo, não fizeram nada além de prescrever um coquetel de comprimidos para dormir, tranquilizantes, antidepressivos, vitaminas e placebos de todos os tipos. Quando soube disso, fiquei furiosa com a concomitância perigosa de prescrições.

Meus muitos pedidos de ajuda a assistentes sociais renderam alguns comentários desagradáveis insinuando que eu não conseguia aceitar que minha mãe estava envelhecendo. Minha preocupação era ainda mais justificada pelo fato de que ela não tinha nem 65 anos!

Então, durante uma entrevista com um importante especialista em doença de Alzheimer, ninguém menos que o dr. Serge Gauthier, eu entendi, enquanto ouvia suas respostas às minhas perguntas, que os sintomas que ele descrevia correspondiam, de maneira perturbadora, ao que eu havia observado nos comportamentos cada vez mais intrigantes da minha mãe. "Você

permite que eu a submeta a alguns exames?", ele me perguntou. O diagnóstico foi confirmado – e foi como uma facada no meu coração!

Durante anos, a jornada foi dolorosa e exaustiva. Tornei-me uma "cuidadora informal", em outras palavras, a mãe da minha mãe. Além de minhas muitas responsabilidades profissionais, pessoais e maternais, eu precisava fazer tudo para ela: pagar contas atrasadas; evitar que ela perdesse dinheiro em trapaças; fazer compras; tratar de sua higiene, de seus ataques de ansiedade, delírios, confusões, negações e rebeliões. Sendo enfermeira geriátrica e psiquiátrica, ela sabia o que a esperava. Durante meses, insisti com o serviço social para obter assistência domiciliar de emergência, que eles podiam oferecer por não mais de duas ou três horas por semana. Então, tive a experiência desesperadora de serviços particulares muito caros e de apartamentos supostamente supervisionados para idosos que não eram autossuficientes, muito atrativos à primeira vista, mas onde os abusos e a incompetência perigosa e charlatã, por falta de uma fiscalização governamental rigorosa, são generalizados. Finalmente desistindo, para sua própria proteção – visto que seu caso piorava a cada dia e eu estava simplesmente exausta –, consegui que ela, já no fim da vida, fosse colocada em uma longa lista de espera por uma casa geriátrica. Devo dizer que tomar a decisão de colocar alguém em um asilo, ato quase

CONCLUSÃO – POSFÁCIO

considerado crime em minha cultura nativa, foi um martírio.

Minha profunda gratidão vai para as equipes da Associação de Alzheimer, para os médicos e enfermeiros da saúde pública, que foram respeitosos para com a dignidade da paciente, atenciosos, dedicados e competentes. Eles me ajudaram a encontrar o respiro e a calma necessários para auxiliar melhor minha mãe e manter contato com ela – mesmo quando ela se tornou completamente acamada, tendo perdido a fala, a memória e todas as suas faculdades cognitivas – prestando cuidados paliativos. Mãe, por meio de você, com você, ao seu lado, eu cresci.

Neste livro excelente e muito útil, reli tudo que aprendi quando conheci o dr. Gauthier e ainda mais sobre o tamanho dos desafios que a doença de Alzheimer nos impõe, individual e coletivamente. A recorrência dessa doença em minha família faz-me pensar no fator genético. Investir em pesquisa, proteger os doentes, ajudar os entes queridos – tudo isso é de fundamental importância.

Michaëlle Jean
Ex-governadora-geral
do Canadá (2005-2010)
Enviada Especial da
Unesco no Haiti

Para saber mais

CAPÍTULO 1 – **Professor Alois Alzheimer: um cientista com coração**

ENGSTROM, E. J. "Researching dementia in imperial Germany: Alois Alzheimer and the economies of psychiatric practice". *Culture, Medicine and Psychiatry*, v. 31, n. 3, 2007, p. 405-12.

GOEDERT, M.; GHETTI, B. "Alois Alzheimer: his life and times". *Brain Pathology*, v. 17, n. 1, 2007, p. 57-62.

MAURER, K.; VOLK, S.; GERBALDO, H. "Auguste D. and Alzheimer's disease". *The Lancet*, v. 349, n. 9064, 1997, p. 1546-49.

VERHEY, F. R. "Alois Alzheimer (1864--1915)". *Journal of Neurology*, v. 256, n. 3, 2009, p. 502-03.

CAPÍTULO 2 – **Uma doença de proporções epidêmicas**

ALZHEIMER'S Disease International. *World Alzheimer report 2010: the global economic impact of dementia*. Londres: Alzheimer Disease International, 2010.

GAUTHIER, S. (org.). *Clinical diagnosis and management of Alzheimer's disease*. Oxford: Informa Healthcare, 2007.

WILMOTH, J. R. "Demography of longevity: past, present and future trends". *Journal of Experimental Gerontology*, v. 35, n. 9-10, 2000, p. 1111-29.

CAPÍTULO 3 – **O diagnóstico da doença de Alzheimer**

CUMMINGS, J. L. *et al.* "The neuropsychiatric inventory: comprehensive assessment of psychopathology in dementia". *Neurology*, v. 44, n. 12, 1994, p. 2308-14.

DUBOIS, B. *et al.* "Research criteria for the diagnosis of Alzheimer's disease: revising the NINCDS-ADRDA criteria". *The Lancet Neurology*, v. 6, n. 8, 2007, p. 734-46.

GÉLINAS, I. *et al.* "Development of a functional measure for persons with Alzheimer's disease: the disability assessment of dementia". *American Journal of Occupational Therapy*, v. 53, n. 5, 1999, p. 471-81.

CONCLUSÃO – PARA SABER MAIS

McKhann, G. M. *et al.* "Clinical diagnosis of Alzheimer's disease: report of the NINCDS-ADRDA Work Group under the auspices of the Department of Health and Human Services Task Force on Alzheimer's Disease". *Neurology*, v. 34, n. 7, 1984, p. 939-44.

McKhann, G. M. *et al.* "The diagnosis of dementia due to Alzheimer's disease: recommendations from the National Institute on Aging-Alzheimer's Association workgroups on diagnostic guidelines for Alzheimer's disease". *Alzheimer's & Dementia*, v. 7, 2011, p. 263-69.

Nasreddine, Z. S. *et al.* "The Montreal Cognitive Assessment, MoCA: a brief screening tool for mild cognitive impairment". *Journal of the American Geriatrics Society*, v. 53, 2005, p. 695-99.

Poulin de Courval, L. *et al.* "Reliability and validity of the Safety Assessment Scale for people with dementia living at home". *Canadian Journal of Occupational Therapy*, v. 73, n. 2, 2006, p. 67-75.

CAPÍTULO 4 – **A progressão natural da doença de Alzheimer**

Dubois, B. *et al.* "Research criteria for the diagnosis of Alzheimer's disease: revising the NINCDS-ADRDA criteria". *The Lancet Neurology*, v. 6, n. 8, 2007, p. 734-46.

_____. "Revising the definition of Alzheimer's disease: a new lexicon". *The Lancet Neurology*, v. 9, n. 11, 2010, p. 1118-27.

Mayeux, R. *et al.* "Operationalizing diagnostic criteria for Alzheimer's disease and other age-related cognitive impairment, Part 1". *Alzheimer's & Dementia*, v. 7, 2011, p. 15-34.

Reisberg, B. *et al.* "Functional staging of dementia of the Alzheimer type". *Annals of the New York Academy of Sciences*, v. 435, n. 1, 1984, p. 481-83.

CAPÍTULO 5 – **Os tratamentos atuais da doença de Alzheimer**

Belleville, S. *et al.* "Training-related brain plasticity in subjects at risk of developing Alzheimer's disease". *Brain*, 22 jun. 2011, doi:10.1093/brain/awr037. Publicado on-line em 22 de março de 2011.

_____. "Training-related brain plasticity in subjects at risk of developing Alzheimer's disease". *Brain*, v. 134, 2011, 1623-34.

DeKosky, S. T. *et al.* "Ginkgo biloba for prevention of dementia: a randomized controlled trial". *Journal of the American Medical Association*, v. 300, 2008, p. 2253-62.

Forette, F. *et al.* "The prevention of dementia with antihypertensive treatment: new evidence from the Systolic Hypertension in Europe (Syst-Eur) study". *Archives of Internal Medicine*, v. 162, 2002, p. 2046-52.

Gauthier, S. *et al.* "Mild cognitive impairment". *The Lancet*, v. 367, n. 9518, 2006, p. 1262-70.

Kivipelto, M. *et al.* "Risk score for the prediction of dementia risk in 20 years among middle aged people: a longitudinal, population-based study". *The Lancet Neurology*, v. 5, n. 9, 2006, p. 735-41.

Vellas, B.; Aisen, P. S. "Early Alzheimer's trials: new developments". *The Journal of Nutrition, Health & Aging*, v. 14, 2010, p. 293.

CAPÍTULO 6 – **Cem anos de pesquisa sobre as possíveis causas da doença de Alzheimer**

Doble, A. "Excitatory amino acid receptors and neurodegeneration". *Therapie*, v. 50, n. 4, 1995, p. 319-37.

Gatz, M. *et al.* "Role of genes and environments for explaining Alzheimer disease". *Archives of General Psychiatry*, v. 63, n. 2, 2006, p. 168-74.

Goedert, M.; Spillantini, M. G. "A century of Alzheimer's disease". *Science*, v. 314, n. 5800, 2006, p. 777-81.

Lambert, J. C. *et al.* "Genome-wide association study identifies variants at *CLU* and *CR1* associated with Alzheimer's disease". *Nature Genetics*, v. 41, n. 10, 2009, p. 1094-99.

Leduc, V.; Jasmin-Bélanger, S.; Poirier, J. "APOE and cholesterol homeostasis in Alzheimer's disease". *Trends in Molecular*

Medicine, v. 16, n. 10, 2010, p. 469-77.

LINDENBAUM, S. "Understanding kuru: the contribution of anthropology and medicine". *Philosophical Transactions of the Royal Society B: Biological Sciences*, v. 363, n. 1510, 2008, p. 3715-20.

POIRIER, J. *et al.* "Apolipoprotein E polymorphism and Alzheimer's disease". *The Lancet*, v. 342, n. 8873, 1993, p. 697-99.

ST. GEORGE-HYSLOP, P. H. "Piecing together Alzheimer's". *Scientific American*, v. 283, n. 6, 2000, p. 76-83.

CAPÍTULO 7 – **Fatores de risco e de proteção na vida cotidiana**

AMIEVA, H. *et al.* "The 9 year cognitive decline before dementia of the Alzheimer type: a prospective population-based study". *Brain*, v. 128, n. 5, 2005, p. 1093-101.

BELLEVILLE, S. "Cognitive training for persons with mild cognitive impairment". *International Psychogeriatrics*, v. 20, n. 1, 2011, p. 57-66.

BREITNER, J. C.; FOLSTEIN, M. F. "Familial nature of Alzheimer's disease". *The New England Journal of Medicine*, v. 311, n. 3, 1984, p. 192.

BREITNER, J. C. *et al.* "Inverse association of anti-inflammatory treatments and Alzheimer's disease: initial results of a co-twin control study". *Neurology*, v. 44, n. 2, 1994, p. 227-32.

CASTELLANI, R. J.; ROLSTON, R. K.; SMITH, M. A. "Alzheimer's disease". *Disease-a-Month*, v. 56, n. 9, 2010, p. 484-46.

FRISARDI, V. *et al.* "Nutraceutical properties of Mediterranean diet and cognitive decline: possible underlying mechanisms". *Journal of Alzheimer's Disease*, v. 22, n. 3, 2010, p. 715-40.

KATZMAN, R. "Education and the prevalence of dementia and Alzheimer's disease". *Neurology*, v. 43, n. 1, 1993, p. 13-20.

LARSON, E. B. *et al.* "Exercise is associated with reduced risk for incident dementia among persons 65 years of age and older". *Annals of Internal Medicine*, v. 144, n. 2, 2006, p. 73-81.

WILLIS, S. L. *et al.* "Long-term effects of cognitive training on everyday functional outcomes in older adults". *Journal of American Medicine Association*, v. 296, n. 23, 2006, p. 2805-14.

CAPÍTULO 8 – **O que está por vir: pesquisas médicas nos próximos anos**

AISEN, P. S. *et al.* "Report of the task force on designing clinical trials in early (pre-dementia) AD". *Neurology*, v. 76, 2011, p. 280-86.

BALLARD, C. *et al.* "Alzheimer's disease". *The Lancet*, v. 377, 2011, p. 1019-31.

DAVIGLUS, M. L. *et al.* "Risk factors and preventive interventions for Alzheimer disease: state of the science". *Archives of Neurology*, v. 100, 2011.

GAUTHIER, S.; SCHELTENS, P. "Can we do better in developing new drugs for Alzheimer's disease?" *Alzheimer's & Dementia*, v. 5, 2009, p. 489-91.

KNOPMAN, D. S. "Mediterranean diet and late-life cognitive impairment: a taste of benefit". *Journal of the American Medical Association*, v. 302, 2009, p. 686-87.

RISNER, M. E. *et al.* "Efficacy of rosiglitazone in a genetically defined population with mild-to-moderate Alzheimer's disease". *Pharmacogenomics Journal*, v. 6, 2006, p. 246-54.

CAPÍTULO 9 – **As principais decisões a ser tomadas no decurso da doença de Alzheimer**

Home-care services, Governo do Quebec. Disponível em: <http://www.msss.gouv. qc.ca/en/sujets/groupes/seniors.php>.

My mandate in case of incapacity, Les Publications du Quebec, 2011. Disponível em: <http://www.curateur.gouv.qc.ca/ cura/en/outils/publications/mon_mandat.html>.

Wills: definitions, Governo do Quebec. Disponível em: <http://www.justice. gouv.qc.ca/english/publications/generale/testamen-a.htm>.

CONCLUSÃO – PARA SABER MAIS

REFERÊNCIAS NA INTERNET

Em português

Amada – Apoio ao Doente de Alzheimer (www.amada.org.br)

Associação Brasileira de Alzheimer (www.abraz.org.br)

Associação Brasileira de Cuidados Paliativos (http://www.cuidadospaliativos.com.br/site/inicio.php)

Associação de Parentes e Amigos de Pessoas com Alzheimer (www.apaz.org.br)

Centros de referência do SUS (http://www.proteste.org.br/saude/nc/noticia/alzheimer-centros-de-referencia-do-sus)

Grupos de apoio ao familiar cuidador (http://www.abraz.org.br/assistencia--abraz/grupos-de-apoio-ao-familiar--cuidador)

Instituto Alzheimer Brasil (http://www.institutoalzheimerbrasil.org.br/)

Instituto da Memória – Núcleo de Envelhecimento Cerebral (http://www.doencadealzheimer.com.br)

Instituto do Cérebro do Hospital Israelita Albert Einstein (http://www.einstein.br/pesquisa/instituto-do-cerebro)

Ministério da Saúde – Saúde do Idoso (http://bvsms.saude.gov.br/bvs/legislacao/faq_idoso.php)

Pesquisas com voluntários portadores de Alzheimer (http://www.alzheimermed.com.br/)

Redes estaduais de atenção à saúde do idoso (http://bvsms.saude.gov.br/bvs/publicacoes/redes_estaduais.pdf)

Testamento vital (http://testamentovital.com.br/)

Em inglês

Alzheimer Society of Canada (www.alzheimer.ca/english/)

Alzheimer's Association U.S.A. (www.alz.org/)

Alzheimer's Foundation of America (www.alzfdn.org/)

Alzheimer's Disease International (www.alz.co.uk/)

Dementia Guide (www.dementiaguide.com/)

International Dementia Advocacy Network (www.dasninternational.org/)

Alzheimer Europe (www.alzheimer-europe.org/)

Alzheimersdisease.com (www.alzheimersdisease.com/)

Os autores

JUDES POIRIER

Até pouco tempo, o dr. Judes Poirier era diretor do Centre for Studies in Aging na Universidade McGill. Ele é professor da Faculdade de Medicina e do Departamento de Psiquiatria e diretor da Unidade de Neurobiologia Molecular no Douglas Mental Health University Institute, em Montreal. Também é pesquisador nos Canadian Institutes of Health Research.

Poirier é pioneiro em pesquisa biomédica sobre as causas e os tratamentos das doenças de Alzheimer e de Parkinson. No Andrus Gerontology Center, em Los Angeles, identificou o papel essencial da apolipoproteína E (APOE) na reparação de células cerebrais. Sua principal descoberta logo foi seguida de um segundo avanço importante – a revelação de uma variante genética da APOE que aumenta substancialmente o risco de desenvolver a forma comum da doença de Alzheimer. Em 1995 e 1996, ele identificou uma série de genes com variações, o que possibilitou prever se certos medicamentos funcionam ou não em determinado paciente. Em alguns círculos, Poirier é considerado um dos fundadores da farmacogenômica do sistema nervoso central.

Seu trabalho inovador lhe rendeu vários prêmios de prestígio. Entre eles estão o Beaubien Award, da Associação de Alzheimer do Canadá; o Galien Prize, por sua contribuição no campo da farmacogenética; o Jonas Salk Award;

OS AUTORES

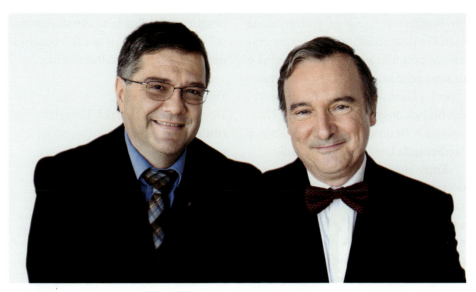

↗ Dr. Judes Poirier e Dr. Serge Gauthier

e o André-Dupont Prize, do Quebec's Clinical Research Club.

No Japão, ele recebeu os prestigiosos prêmios da Sociedade Internacional de Neuroquímica e o primeiro Internacional Parke-Davis, por suas contribuições científicas nas áreas de genética e doença de Alzheimer. Recentemente, foi nomeado pelo primeiro-ministro do Quebec ao posto de Cavaleiro da Ordem do Quebec. Poirier tem um doutorado *honoris causa* concedido pela faculdade de medicina mais antiga do mundo, a Université de Montpellier, na França. Embaixador científico para pesquisas relacionadas com crianças (Canadian Medical Research Council) por vários anos, também é empresário e cofundador de duas empresas de biotecnologia especializadas em farmacogenômica e farmacêutica. Uma das personalidades da semana do jornal *La Presse* e uma das personalidades do ano do *L'Actualité* de 1996, o autor é constantemente convidado a participar de programas populares no rádio e na televisão para discutir os avanços atuais nas pesquisas sobre doenças neurodegenerativas. Também é especialista internacional na biologia do envelhecimento normal e de centenários.

SERGE GAUTHIER

O dr. Serge Gauthier estudou Medicina na Universidade de Montreal, se especializou em Neurologia na Universidade McGill e concluiu um programa de pesquisa no laboratório do professor Ted Sourkes no Allen Memorial Institute, em Montreal.

Foi pesquisador no Montreal Neurological Hospital, diretor do Centre for Studies in Aging da Universidade McGill e pesquisador titular no programa de pesquisa em saúde, pesquisa e desenvolvimento dos Canadian Institutes for Health Research. Atualmente, é professor dos departamentos de Neurologia e Neurocirurgia, Psiquiatria e Medicina da Universidade McGill.

Entre suas contribuições estão propostas de pesquisa e a condução de ensaios clínicos aleatórios para determinar a eficácia e a segurança do uso de inibidores de acetilcolinesterase, agonistas muscarínicos, memantina e moléculas capazes de retardar a progressão da doença de Alzheimer e da demência vascular. Gauthier tem especial interesse na abordagem consensual para lidar com a demência em seus vários estágios, em pesquisa ética ligada a pessoas vulneráveis e na prevenção de perdas cognitivas associadas com o envelhecimento.

Dr. Judes Poirier
Douglas Mental Health University Institute
Perry Pavilion
6875 LaSalle Boulevard
Montreal, Quebec, H4H 1R3
Canadá
judes.poirier@mcgill.ca

Dr. Serge Gauthier
McGill Centre for Studies in Aging
6825 LaSalle Boulevard
Montreal, Quebec, H4H 1R3
Canadá
info.mcsa@mcgill.ca

OUTRAS OBRAS DOS AUTORES (EM ORDEM DE LANÇAMENTO)

POIRIER, J. (org.). "Apoptosis: techniques and protocols". *Neuromethods*, 29. Nova York: Humana Press, 1997.

GAUTHIER, S., BURNS, A.; PETIT, W. *Alzheimer's disease in primary care*. Londres: Martin Dunitz, 1997.

GAUTHIER, S., A. BURNS, A.; PETIT, W. *La maladie d'Alzheimer en médecine générale*. Londres: Martin Dunitz, 1997.

GAUTHIER, S. (org.). *Pharmacotherapy of Alzheimer's disease*. Londres: Martin Dunitz, 1998.

GAUTHIER, S. (org.). *Clinical diagnosis and management of Alzheimer's disease*. 2. ed. rev. Londres: Martin Dunitz, 2001.

ERKINJUTTI, T.; GAUTHIER, S. (orgs.). *Vascular cognitive impairment*. Londres: Martin Dunitz, 2002.

GAUTHIER, S.; SCHELTENS, P.; CUMMINGS, J. (orgs.). *Alzheimer's disease and related disorders*. Londres: Martin Dunitz/Taylor & Francis, 2005.

GAUTHIER, S. (org.). *Clinical diagnosis and management of Alzheimer's disease*. 3. ed. rev. Londres: Informa Healthcare, 2007.

WAHLUND, L. O.; ERKINJUTTI, T.; GAUTHIER, S. (orgs.). *Vascular cognitive impairment in clinical practice*. Cambridge: Cambridge University Press, 2009.

GAUTHIER, S.; BALLARD, C. *Management of dementia*. Londres: Informa Healthcare, 2009.

CRÉDITO DAS IMAGENS

AMÉLIE ROBERGE: 28; 53 b c e f h i; 62; 65; 76; 87 b; 96 b; 97; 98; 100; 119 a

BIBLIOTECA PÚBLICA DE NOVA YORK: 23

CENTERS FOR DISEASE CONTROL AND PREVENTION: CDC/ Teresa Hammett 87 a

DR. ANNE THESSEN, MARINE BIOLOGICAL LABORATORY, WOODS HOLE, MASSACHUSETTS: 90

DR. SERGE GAUTHIER: 45

DR. PEDRO ROSA-NETO, MCGILL CENTRE FOR STUDIES IN AGING: 50; 52

GETTY IMAGES: Tony Garcia/The Image Bank /Getty Images 14; Peter Adams/The Image Bank /Getty Images 20; Time & Life Pictures/Getty Images 21, 22; Science Picture Co/Getty Images 26; Mitchell Funk/Photographer's Choice/Getty Images 30; Kevin Fitzgerald/Taxi/Getty Images 36; Tino Soriano/National Geographic/Getty Images 38; Alvis Upitis/The Image Bank/Getty Images 40, 48; SuperStock/Getty Images 42; Bromberger Hoover Photography/Workbook Stock/Getty Images 46; Hill Street Studios/Blend Images/Getty Images 47; Bill Gallery - Doctor Stock/Science Faction/ Getty Images 49; Ableimages/Riser/Getty Images 51; Digital Vision/Photodisc/Getty Images 54; Barros & Barros/Photographer's Choice/Getty Images 55; Konrad Wothe/LOOK/Getty Images 58; John Wildgoose/Photonica/Getty Images 61; Joe McBride/Taxi/Getty Images 65; David Young-Wolff/Stone/Getty Images 72; Robert Decelis Ltd/Photographer's Choice RF/Getty Images 75; ImagesBazaar/Getty Images 77; Piecework Productions/The Image Bank/Getty Images 78; Joe Raedle/Getty Images 80; Laurence Mouton/ PhotoAlto Agency RF Collections/Getty Images 84; AFP/Getty Images 86; Genin Andrada/Cover/ Getty Images 88; SSPL/Getty Images 89; Lucille Khornak/Taxi/Getty Images 93; CMSP/Getty Images 94; Steve Satushek/Riser/Getty Images 95; Archive Holdings Inc./Getty Images 96; Chris Knapton/Stockbyte/Getty Images 101; Karen Kasmauski/Science Faction/Getty Images 102; George Musil/ Visuals Unlimited/Getty Images 103; Andy Sotiriou/Photodisc/Getty Images 104; Fuse/Getty Images 105, 147; Kevin Laubacher/Taxi/Getty Images 108; Alex Telfer Photography Limited/ Photonica/Getty Images 110; Cultura/Nick Daly/ StockImage/Getty Images 111; Anne de Haas/Vetta/Getty Images 112, 160; Keystone Features/Hulton Archive/Getty Images 113; Ronnie Kaufman/ Iconica/Getty Images 114; Purestock/Getty Images 115; Rubberball/Mike Kemp/Getty Images 116; Jed Share/Photonica/Getty Images 117; John Foxx/ Stockbyte/Getty Images 118; Chris Everard/Stone/Getty Images 123; Jose Luis Pelaez Inc/Blend Images/Getty Images 126; I. Burgum/P. Boorman/ Stone/Getty Images 129; 478697/Getty Images 131; Universal Images Group/Getty Images 133; Steve Gschmeissner/Science Photo Library/Getty Images 135; Sean Justice/Riser/Getty Images 137; Peter Cade/Iconica/Getty Images 139; MedicImage/ Universal Images Group/Getty Images 140; John Still/ Photographer's Choice/Getty Images 141; Visuals Unlimited, Inc./Carol & Mike Werner/Getty Images 142 a; Nat Farbman/Time & Life Pictures/ Getty Images 143; Bill Boch/FoodPix/Getty Images 144; MCT/Getty Images 148; Time & Life Pictures/ Getty Images 150; Plush Studios/Riser/Getty Images 151; Altrendo images/Getty Images 152; Sarto/ Lund/Stone/Getty Images 153; Bengt-Goran Carlsson/ Nordic Photos/Getty Images 156; Mel Curtis/ Photodisc/Getty Images 158; LWA/Dann Tardif/ The Image Bank/Getty Images 159; Bromberger Hoover Photography/Workbook Stock/Getty Images 161; National Geographic/Getty Images 162; Peter Dazeley/Photographer's Choice/Getty Images 163; Anthony Marsland/Stone/Getty Images 164; JJRD/Vetta/Getty Images 165; Daniel Day/Iconica/Getty Images 166; R Dumont/Hulton Archive/Getty Images 167; Heather Monahan/ Workbook Stock/Getty Images 169; Peter Scholey/Photodisc/Getty Images 170; Hans Neleman/ Stone/Getty Images 171; Sam Bloomberg-Rissman/ Flickr Select/Getty Images 174; Erik Dreyer/ Stone+/Getty Images 176; Steven Puetzer/Photodisc/Getty Images 177

GROUPE LIBREX: 119 b; 128; 130; 132; 136; 142 b c; 145 b c; 149

LILLY DEUTSCHLAND GMBH: Dr. Konrad Maurer 18

SARAH SCOTT: 189

SHUTTERSTOCK: Golden Pixels LLC 32; Giorgiomtb 35; Konstantin Sutyagin 44; Carsten Reisinger 53 a d g; Max Blain 63; Monkey Business Images 68; Bochkarev Photography 70; matka_Wariatka 81; Michael Drager 121; MaxPhoto 122; Roman Pyshchyk 145 a; Fotohunter 145 b; Elena Ray 146

SPRINGER PRESS, RESEARCH AND PERSPECTIVES IN ALZHEIMER'S DISEASE: Dr. Konrad Maurer 24 b c

THE LANCET: Dr. Konrad Maurer 25

ZEITSCHRIFT FÜR DIE GESAMTE NEUROLOGIE UND PSYCHIATRIE: Dr. Alois Alzheimer 24 a